中国医学临床百家·病例精解

首都医科大学附属北京地坛医院

感染性疾病超声影像
病例精解

金荣华 ◎ 总主编

张 瑶 杨学平 ◎ 主 编

U0333136

科学技术文献出版社
SCIENTIFIC AND TECHNICAL DOCUMENTATION PRESS

·北京·

图书在版编目（CIP）数据

首都医科大学附属北京地坛医院感染性疾病超声影像病例精解 / 张瑶，杨学平主编. —北京：科学技术文献出版社，2024.3
ISBN 978-7-5235-1195-4

Ⅰ.①首　Ⅱ.①张　②杨　Ⅲ.①感染—疾病—超声波诊断—病案　Ⅳ.① R445.1

中国国家版本馆 CIP 数据核字（2024）第 052769 号

首都医科大学附属北京地坛医院感染性疾病超声影像病例精解

策划编辑：蔡　霞　　责任编辑：胡　丹　　责任校对：张吲哚　　责任出版：张志平

出　版　者	科学技术文献出版社
地　　　址	北京市复兴路15号　　邮编 100038
编　务　部	（010）58882938，58882087（传真）
发　行　部	（010）58882868，58882870（传真）
邮　购　部	（010）58882873
官 方 网 址	www.stdp.com.cn
发　行　者	科学技术文献出版社发行　全国各地新华书店经销
印　刷　者	北京虎彩文化传播有限公司
版　　　次	2024 年 3 月第 1 版　2024 年 3 月第 1 次印刷
开　　　本	787×1092　1/16
字　　　数	167千
印　　　张	14.75
书　　　号	ISBN 978-7-5235-1195-4
定　　　价	128.00元

版权所有　违法必究

购买本社图书，凡字迹不清、缺页、倒页、脱页者，本社发行部负责调换

首都医科大学附属北京地坛医院病例精解

编委会

总 主 编 金荣华

副 主 编 陈效友　杨志云　李　鑫　蒲　琳

学术顾问 范小玲　郭利民　李兴旺　刘　庄　孙静媛

　　　　　王融冰　赵玉千

编　　委（按姓氏笔画排序）

王　宇　王　鹏　王宪波　王彩英　牛少宁

毛菲菲　冯恩山　邢卉春　伦文辉　向　攀

刘庆军　刘景院　关春爽　江宇泳　孙挥宇

纪世琪　李　丽　李　坪　李常青　李新刚

杨学平　吴　焱　吴其明　宋毓青　张　伟

张　瑶　陈志海　陈京龙　周新刚　庞　琳

赵红心　赵昌松　鄙桂菊　段雪飞　黄宇明

蒋　力　程　灏　谢　尧　谢　雯　谢汝明

首都医科大学附属北京地坛医院
感染性疾病超声影像
病例精解

编委会

主　编　张　瑶　杨学平

副主编　王连双　王雪梅　王跃龙

编　委（按姓氏笔画排序）

于　静　马晨瑶　王　玥　王米雪　白　莉

李　墨　何　楠　张　记　单　涛　殷志勇

潘国栋

秘　书　殷志勇

主编简介

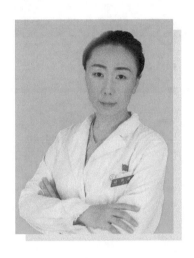

张瑶

　　首都医科大学附属北京地坛医院影像中心副主任兼超声科主任。从事超声诊断及介入性超声诊疗医教研工作近 20 年，作为骨干及科室负责人参与 2004 年以来历次突发传染病超声诊疗工作，2017 年受北京市红十字基金会邀请到西藏进行肝包虫筛查工作。以第一负责人承担首都卫生发展科研专项项目及北京市医院管理中心培育计划项目等多项课题研究，参编专著 3 部，发表核心期刊及被 SCI 收录的论文近 50 篇。兼任中华医学会北京超声医学分会腹部超声学组委员、中国超声医学工程学会互联网超声专业委员会常务委员兼秘书、北京超声医学专家委员会常务委员兼副秘书长、首都医科大学超声医学系委员、中国医学影像技术研究会超声分会妇产专业学组委员等学术任职。

主编简介

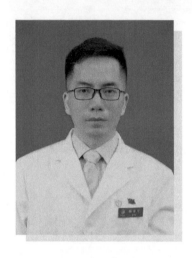

杨学平

　　首都医科大学附属北京地坛医院超声科副主任医师,硕士研究生。从事超声诊断及介入性超声诊疗医教研工作近 20 年, 作为骨干参与 2008 年以来历次突发传染病超声诊疗工作, 2018 年受北京市红十字基金会邀请到西藏进行肝包虫筛查工作。主持及参与多项科研课题, 参编专著 1 部, 发表核心期刊及被 SCI 收录的论文近 30 篇, 2021 年获首都医科大学附属北京地坛医院"十佳青年医师"。兼任中国超声医学工程学会第三届分子影像超声专业委员会委员。

序　言

　　疾病诊疗过程，如同胚胎发育过程，是在临床实践的动态变化中孕育、萌发、生长和长成。这一过程需要逻辑思维和临床推理，充满了趣味和挑战。临床医生必须知道如何依据基础病理生理学知识来优先选择检查项目并评估获得的信息，向患者提供安全、可靠和有效的诊疗。

　　患者诊疗问题的解决，一方面，离不开医生与患者面对面的沟通交流；另一方面，在以上基础上进行临床推理（涉及可清晰描述的、可识别的和可重复的若干项启发性策略），这一过程包括最初设想的形成、一种或多种假设的产生、问诊策略的进一步扩展或优化，以及适当临床技能的应用，最终找到病症所在。

　　以案为思，以案促诊。"首都医科大学附属北京地坛医院病例精解"丛书中的每个病例都按照病历摘要、病例分析和病例点评进行编写。读者从中可以了解到在获得病史、体格检查信息后，辅助检查项目和诊断措施在每个病例完整资料库的构建中各自所起的作用和相对的价值。弄清主诉的细节，决定哪些部位和功能需要检查，评估所得到的信息，并决定还需要做些什么。书中也有部分疑难病例给出了大量的病症确诊技术应用实例，而这些技术正是临床医生应该带入临床思维活动中并学会选择的。病例分析和病例点评呈现的是临床医生的逻辑思维与积累的临床经验的融合及应用，也包括新技术的应用和对疾病的新认知，鼓励读者在阅读每个案例后提出自己的逻辑推理，然后与编者的逻辑相比较，以便训练自己的诊疗技能，尽可能避免使用不必要的诊断措施。

"地坛人"与传染病和感染性疾病的斗争历经 76 载风雨，医院由单一的传染病科发展成为集防、治、保、康为一体的大型综合医院，以治疗与感染和传染相关的急、慢性疾病为鲜明特点，在临床诊疗中积累了丰富的病例资源。本丛书各分册编委会结合感染性疾病和本学科疾病谱特点，力争展现在诊疗中如何获得并处理患者信息，正确使用临床诊断技巧，得出合理、可信的诊断结论，制订诊疗计划，关注患者结局，提升患者就医体验和减轻患者疾病负担。以丛书形式出版旨在体现临床学科特点，与广大同人分享宝贵经验，拓展临床思维，提升诊疗水平，惠及更多的患者。

　　本丛书的编写凝聚了首都医科大学附属北京地坛医院专家们的智慧，得到了密切合作的兄弟医院专家们的大力支持与帮助，在此表示衷心的感谢。由于近年来工程科学与计算和信息科学进一步结合，推动了生命科学和生物技术的发展，新技术、新材料、新方法不断涌现，加之临床思维又是一个不断精进的过程，而我们也受知识所限，书中不足在所难免，诚望同人批评指正。

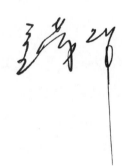

前　言

根据全球疾病负担研究数据显示，与 2005 年相比，2020 年全球多种重要感染性疾病死亡率与死亡数量显著下降。目前发病数量、死亡数量均位于前列的感染性疾病主要包括病毒性肝炎、获得性免疫缺陷综合征（acquired immunodeficiency syndrome，AIDS）、结核等。

最新的全国流行病学调查显示，目前我国一般人群 HBsAg 流行率为 5%～6%，慢性乙型肝炎病毒感染者约 7000 万例。世界卫生组织确定了 2030 年以消除病毒性肝炎作为重大公共卫生威胁的总体目标，即到 2030 年，新发乙型肝炎病毒和丙型肝炎病毒感染率降低 90%，儿童乙型肝炎表面抗原检出率小于 0.1%，乙型肝炎病毒和丙型肝炎病毒相关的病死率减少 65%。同时 AIDS 也是危害人类健康的重大传染病之一，其目前已成为可防、可控的慢性传染病，截至 2020 年底全球估计存活人类免疫缺陷病毒（human immunodeficiency virus，HIV）感染者 /AIDS 患者 3770 万，截至 2021 年 6 月底我国报告存活 HIV 感染者 /AIDS 患者 114 万，新发感染率、母婴传播率逐年下降。但要实现我们的目标仍然任重道远，需要全社会共同的努力。结核病是全球范围内发病率和病死率均居于前列的感染性疾病之一，据 2020 年发布的《全球结核病报告》显示在全球范围内，2019 年估计有 1000 万人罹患结核病，约有 1.7 亿人口处于进展为活动性结核的风险之中。国内外都在抗击的新型冠状病毒感染并非传统的感染性疾病，属于新发感染性疾病，发病率和死亡率都较高，严重威胁人类的生命和安全，给许多国家和地区带来重大的伤害和挑战。截至

2022 年 9 月 18 日，全球新型冠状病毒感染确诊人数已超过 6 亿例，累计死亡人数已超 650 万，并在持续增长中。

在人类社会快速发展及全球化进程加快的背景下，传统和新发感染性疾病都面临多重挑战，如环境改变及人口流动等。伴随现代化交通运输工具的迅速发展，如飞机及高铁等，全世界人口流动速度相当快。人口流动易加快感染性疾病传播，传播地区不断扩大。此次新型冠状病毒感染大流行与人口迅速流动密切相关。对于传统及新发感染性疾病带来的挑战，需要采取有效的应对措施。首先，需要全面贯彻落实防控措施，如在免疫规划项目中列入疫苗、增加疫苗接种概率。其次，新发感染性疾病应对策略并不是统一的，需因病而异，必须充分考虑到媒介及易感人群等多方面。加强各部门之间的合作及沟通尤为重要，可早期找到隐藏的感染性疾病，立刻制定且实施有效的控制及预防策略。

感染性疾病种类繁多，范围广泛，病情复杂，需要及时给出明确诊断从而尽早得出治疗方案。超声检查作为三大影像学检查技术之一，以其实时、便携、无辐射等诸多优点在疾病的诊疗过程中发挥重要作用。本书共精选 33 例感染性疾病，如 AIDS 合并多脏器卡波西肉瘤、新型冠状病毒感染、肝硬化合并肝肺综合征等，涉及腹部、胸部、浅表器官、心脏超声等方面，详细介绍疾病的超声影像特点、诊断要点、鉴别诊断及相关知识扩展等，部分病例涵盖了超声介入治疗等相关方面的内容。每一个病例均图文并茂，内容科学，突出实用性和可操作性，旨在提高综合医院超声医师、初学者及基层医师对感染性疾病中的常见病、多发病及部分少见病的超声诊断思路，对专科超声医师有一定的指导意义。本书语言简练，重点突出，是一本简明、实用的感染性疾病超声医学参考用书。

感谢首都医科大学附属北京地坛医院的相关领导，给我们提供了这么好的分享、交流平台；感谢相关临床科室给我们提供了这么多的病例，是你们对我们的信任，我们才能携手并进、共创辉煌；感谢所有信任我们的患者朋友，是你们的信任，我们才能全身心地投入到超声诊断与超声介入治疗的工作中，不断提高我们超声诊断与超声引导下穿刺活检及介入治疗的综合能力。最后要感谢拿到这本书的每一位读者，是你们的鼓励我们才能有信心把事情做好，把这本书写好，衷心希望这本书能够给每一位读者带去收获！恳请提出宝贵意见！

张悦　杨学平

目 录

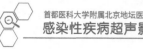

第一章
HIV/AIDS 相关机会性感染超声影像解析

病例1　AIDS 合并马尔尼菲篮状菌感染

📋 病历摘要

患者，男性，43岁，2019年7月17日无明显诱因出现腹胀、腹痛，以下腹部为主，影响进食，无发热，无腹泻，伴大便次数减少，偶夹黏液，有少量排气，灌肠后可排便，量不多。2019年7月18日于外院诊断为结肠炎，予以抗感染、止痛、灌肠治疗。经治疗，患者腹痛未见明显改善，住院期间查抗HIV抗体初筛阳性，梅毒抗体阳性，当地建议至专科医院进一步诊治。2019年7月29日患者腹痛加重就诊于上级医院，予以止痛、抗感染治疗，腹腔多发淋巴结，不除外淋巴瘤，行骨髓穿刺并活检。复查抗 HIV 抗体仍为阳性，遂转至我院进一步诊治。我院超声诊断：浅表多发淋巴结肿大，部分形态异常，结合病史考虑马尔尼菲篮状菌感染（颈部淋巴结建议超声引导下穿刺活检）。颈部淋巴结穿刺病理结果：符合马尔尼菲篮状菌感染。患者真菌感染成立，抗感染治疗后，症状明显减轻，好转出院。

【基本信息】

主诉：腹胀、腹痛 2 周，发现抗 HIV 抗体（+）1 周。

临床表现：患者 2019 年 7 月 17 日无明显诱因出现腹胀、腹痛，以下腹部为主，影响进食，伴大便次数减少，偶夹黏液，有少量排气，7 月 29 日腹痛加重。

【辅助检查】

1. 实验室检查

抗 HIV 抗体筛查试验（+），HIV-RNA 161 650 copies/mL。

辅助性 T 细胞亚群：T 淋巴细胞 326 个 /μL，CD8$^+$T 淋巴细胞 268 个 /μL，CD4 细胞 24 个 /μL，CD4$^+$T 淋巴细胞 46 个 /μL。

血常规：白细胞计数 3.8×10^9/L，中性粒细胞百分比 61.35%，单核细胞百分比 15.42%，嗜酸性粒细胞百分比 1.9%，血红蛋白 98 g/L，血小板计数 193×10^9/L。

C 反应蛋白：21.3 mg/L。

肝功能六项：门冬氨酸氨基转移酶 37.2 U/L，丙氨酸氨基转移酶 25.4 U/L，总胆红素 4.3 μmol/L，直接胆红素 1.7 μmol/L，白蛋白 27.2 g/L，球蛋白 61.3 g/L，胆碱酯酶 3016 U/L。

血培养（需氧）：见马尔尼菲篮状菌。

便涂片查霉菌：见疑似酵母菌丝（+）。

2. 影像学检查

腹部 CT：①后腹膜及腹腔内多发肿大淋巴结，结合临床病史考虑为马尔尼菲篮状菌病可能；②胆囊结石；③副脾；④左肾结石。

【超声影像】

双侧颈部均可见多个低回声淋巴结，右侧较大者 2.9 cm × 1.4 cm，边界清，内部回声均匀，淋巴结内髓质条状高回声消失，淋巴门消失（图 1-1）；彩色多普勒血流成像（color Doppler flow imaging，CDFI）：边缘可见少许血流信号（图 1-2）。左侧较大者 1.1 cm × 0.5 cm，皮髓分界清，可见淋巴门结构；CDFI 可见淋巴门型血流信号。

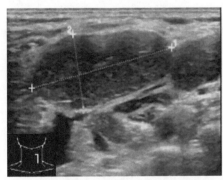 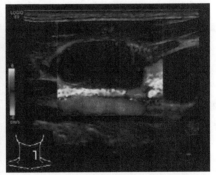

图 1-1　淋巴结内部弥漫性低回声，　　　图 1-2　淋巴结边缘血流信号
　　　　　淋巴门结构消失

右锁骨上可见低回声淋巴结，大小 3.5 cm × 1.3 cm，边界清，纵横比＞2，内部回声均匀，淋巴结内髓质条状高回声消失，淋巴门消失；CDFI 可见少量边缘血流信号。左锁骨上未见明显肿大淋巴结。

双侧腋窝可见多个低回声淋巴结，左侧较大者 1.5 cm × 0.8 cm，右侧较大者 1.2 cm × 0.7 cm，边界清，皮、髓质结构清；CDFI 可见淋巴门型血流信号。

双侧腹股沟可见多个低回声淋巴结，左侧较大者 1.7 cm × 0.3 cm，右侧较大者 2.5 cm×0.7 cm，边界清，皮、髓质结构清晰；CDFI 可见淋巴门型血流信号。

【超声诊断】

双侧颈部、右锁骨上、双侧腋窝、双侧腹股沟可见多发淋巴结，部分肿大，结合病史考虑马尔尼菲篮状菌感染可能性大（建议行超声引导下穿刺活检）。

【诊断要点】

（1）马尔尼菲篮状菌感染淋巴结呈相对特征性改变，淋巴结内部呈均匀性低回声改变。

（2）髓质结构消失，淋巴门结构消失。

（3）淋巴结边界清，形态规则，无融合。

（4）CDFI：边缘可见血流信号。

【病理诊断】

行超声引导下颈部淋巴结穿刺活检（图1-3），病理结果：淋巴结中可见组织细胞增生，其内可见球状菌团（图1-4），结合病史及特殊染色，符合马尔尼菲篮状菌感染。特殊染色结果：PAS 染色（＋），六胺银染色（－），抗酸染色（－），革兰氏染色（－）。

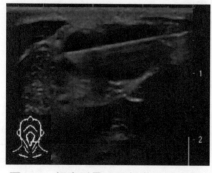

图1-3　超声引导下颈部淋巴结穿刺，针尖位于淋巴结内

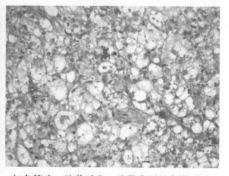

红色箭头：胞浆透亮，胞浆内可见卵圆形马尔尼菲篮状菌孢子，PAS 染色，×400。

图1-4　淋巴结内组织细胞增生

笔记

【鉴别诊断】

本病例还应注意与以下疾病相鉴别。

（1）淋巴结结核：淋巴结结核常表现为多部位、多发性分布，超声声像图形态复杂多样，部分呈串珠样分布，纵横比＜2，通常呈不均匀低回声，为"假肾征"实性回声，内部大部分髓质结构消失，部分为囊实性混合回声，表现为圆形或椭圆形，部分病变表现为淋巴结结核合并钙化。CDFI 显示大部分病变内部血流信号稀少。

（2）淋巴结炎：本质是淋巴细胞和网状细胞高度增生，化脓性淋巴结炎一般有较长病史，抗感染后或非急性期质地稍软，故慢性淋巴结炎内部多呈低回声，淋巴门结构清晰，质中或质软。CDFI 显示血流信号丰富，呈树枝状分布。

（3）HIV 合并淋巴瘤：获得性免疫缺陷综合征（又称艾滋病）患者以非霍奇金 B 细胞性淋巴瘤多见，多发生在颈部。由于恶性病变，肿瘤细胞的压迫、浸润也使淋巴瘤的血管形态学具有恶性病变的基本特征，如血管移位、边缘血管等。边缘血管被认为是恶性淋巴结的典型特征。超声表现为浅表淋巴结肿大，病灶大部分呈实性低回声，淋巴结"假肾征"消失。CDFI 主要表现为淋巴结边缘血流及低阻型动脉血流。

（4）卡波西肉瘤：超声声像图表现为淋巴结形态上趋于圆形，均匀的低回声，边界锐利，淋巴门消失，纵横比＜2，部分可见融合，多发生于腹腔。CDFI 可见边缘型和混合型血流分布。

（5）淋巴结反应性增生：超声显示淋巴结结构保留完好，淋巴结的纵横径均匀增大，一般纵横比＞2，髓质清晰，淋巴门存在，内部回声均匀，多发生于颈部。CDFI 可见淋巴门型血流信号。

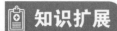 **知识扩展**

马尔尼菲篮状菌是双相型真菌。马尔尼菲篮状菌感染现已被认为是 AIDS 患者所特有的疾病。AIDS 患者由于 T 淋巴细胞免疫缺陷，易发生马尔尼菲篮状菌感染。1956 年 Chuanyi 等第一次从越南的竹鼠肝脏中分离出马尔尼菲篮状菌并命名。国外研究者认为，人可通过皮肤外伤、消化道和呼吸道感染该菌，并在免疫功能低下时发病。篮状菌病通常发生于免疫功能严重受损的患者，如 CD4 细胞计数低下的 HIV 感染者。但其在有其他基础疾病的患者中也有报道，如自身免疫性疾病、癌症及糖尿病。

篮状菌病的临床表现由血行播散引起，症状和体征不一，轻则为单纯性皮肤病变，重则发生呼吸衰竭和循环衰竭，儿童和成人的表现相似。大多数篮状菌病患者会出现网状内皮系统感染的症状和体征，包括全身性淋巴结肿大、肝肿大和脾肿大。约 70% 的患者可出现皮损，这也是最佳诊断线索。患者还可能出现呼吸道、消化道和神经系统表现。

诊断方法：若患者居住于或来自东南亚、澳大利亚北部、南亚（包括印度）及中国，出现发热、体重减轻、干咳、皮损、肝脾肿大和（或）全身淋巴结肿大，应考虑马尔尼菲篮状菌病的诊断。

治疗：马尔尼菲篮状菌病一经确诊均应尽早开始抗真菌治疗。据报道，患者若感染马尔尼菲篮状菌但未接受治疗或诊断延迟，死亡率高达 97%。对于中度或重度患者，更应尽早开始抗真菌治疗。抗真菌治疗后，患者获得的临床缓解和微生物清除率高达 95%。感染马尔尼菲篮状菌的患者可以治愈，但该病发展快、病死率高，若延误诊断和治疗可危及患者生命。

由于该病部分表现为淋巴结肿大，通过浅表淋巴结超声影像学特征，可以及早提示可能存在马尔尼菲篮状菌感染，及早进行相关病理活检及细菌学检查，对于改善预后甚至避免患者死亡意义重大。

王连双教授病例点评

马尔尼菲篮状菌感染作为 AIDS 患者特有的疾病，有着发病快、预后差、致死率高的特点，而经过规范的抗真菌治疗后，临床缓解和微生物清除率很高，可达95%，所以准确、及时的诊断对于指导临床治疗、挽救患者生命至关重要。该病例总结了马尔尼菲篮状菌感染患者颈部淋巴结肿大的超声诊断要点，并详细介绍了与其他类型颈部淋巴结肿大的超声鉴别方法，为临床诊断或者提示本病提供了重要的影像学支持，超声同时也可以为穿刺活检提供实时的路径引导，组织学活检仍是本病唯一的确诊手段。

【参考文献】

1. 农云洁，农恒荣. 艾滋病相关浅表淋巴结结核超声影像分析. 中国临床医学影像杂志，2019，30（12）：847-850.

2. 朱文萍，农恒荣，李云凤，等. 艾滋病相关弥漫大 B 细胞淋巴瘤超声表现. 中国超声医学杂志，2017，33（1）：93-95.

3. QIAOFEI L, CHUQIANG W, KANG Z, et al. AIDS-asozi- iertediseminiertetalaromycesmarnefei-mykose（vormalspeni- cilium marnefei-mykose）. J Dtsch Dermatol Ges，2018，16（10）：1256-1259.

（白莉　整理）

病例 2　AIDS 合并鸟分枝杆菌感染

病历摘要

患者，男性，33 岁，2016 年 12 月因反复发热、肺部感染在当地医院确诊为 HIV 感染，接受高效抗反转录病毒治疗（highly active anti-retroviral therapy，HAART）并按时服药。2017 年 11 月患者出现间断发热，以晚间为主，于当地传染病医院住院，CD4$^+$T 淋巴细胞数为 10 个 /μL，经检查考虑多发淋巴结肿大。因患者有 HIV 抗体阳性，建议转上级医院，后于我院行超声引导下淋巴结穿刺活检，病理明确诊断为艾滋病合并鸟分枝杆菌感染，明确诊断后，予以阿米卡星静脉滴注联合克拉霉素、乙胺丁醇、利福布汀胶囊口服抗鸟分枝杆菌治疗，患者发热、咳嗽、咳痰症状明显好转。

【基本信息】

主诉：发现 HIV 抗体阳性 11 个月，间断发热 2 周。

临床表现：患者间断发热，以晚间为主，最高体温 39.5 ℃，曾有寒战，出汗多，偶有咳嗽、咳少许白色稀痰，乏力明显，发热时气短并腹胀，恶心、呕吐数次，呈非放射性呕吐，呕吐物为少量胃内容物，无明显头痛或憋喘等。外院检查提示多发淋巴结肿大，CD4$^+$T 淋巴细胞数 10 个 /μL。

既往史：平素健康状况一般，否认高血压、冠心病及糖尿病病史，否认其他传染病病史，否认食物、药物过敏史，否认手术、外伤史。

查体：体温 37.4 ℃，血压 110/70 mmHg，双侧颈部可触及数个黄豆大小肿大淋巴结，质可、边界清，无明显压痛，余浅表淋巴结未触及异常肿大。

【辅助检查】

1. 实验室检查

全血细胞分析：WBC 6.41×10^9 g/L，NE% 83.81%，LY% 6.62%，LY 0.42×10^9 g/L，RBC 3.91×10^{12}/L，PLT 318.00×10^9/L（NE 明显升高）。

CD4$^+$T 淋巴细胞数：10 个 /μL。

结核抗体阴性反应。

痰抗酸染色未见抗酸杆菌。

2. 影像学检查

胸部 CT：纵隔、双侧颈部多发肿大淋巴结，建议进一步检查。

【超声影像】

二维超声显示淋巴结内部回声不均匀，皮质增厚，皮、髓质分界欠清，纵横比＞ 1（图 2-1），CDFI 显示淋巴结内部可见少许血流信号（图 2-2）。

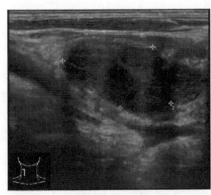 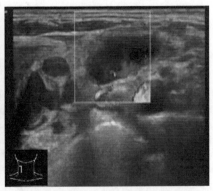

图 2-1 右颈部淋巴结内部回声不均匀，皮质增厚，皮、髓质分界欠清　　图 2-2 显示右颈部淋巴结内可见少许血流信号

超声引导下穿刺活检过程如下。

患者取平卧位，局部浸润麻醉至穿刺部位表面，超声探头无菌包裹、实时监测穿刺过程，针尖达病变部位，针道显示清晰，切取穿刺部位组织约 2.0 cm，超声扫查穿刺部位及周边无异常回声区，局部包扎，术毕，穿刺部位组织予以甲醛液固定送病理检查。淋巴结穿刺术中超声监测穿刺过程，针道位于淋巴结内（图 2-3），CDFI 显示穿刺术后无异常回声区及血流信号（图 2-4）。

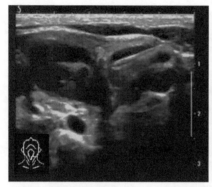

图 2-3 淋巴结穿刺术，针道位于淋巴结内

图 2-4 穿刺术后无异常回声区及血流信号

【超声诊断】

双侧颈部淋巴结肿大，结合病史考虑感染性疾病。

【诊断要点】

（1）常规超声：增大的淋巴结内部呈不均匀低回声，椭圆形，包膜光整，皮质增厚，皮、髓质分界欠清，淋巴门显示不清。

（2）CDFI：淋巴结内部可见少量血流信号。

【病理诊断】

穿刺病理结果：显微镜下淋巴组织大部分被组织细胞取代伴肉芽肿形成，抗酸染色可见大量阳性杆菌，主要位于组织细胞内，形态学考虑为鸟分枝杆菌感染。免疫组化结果：CD20（少量 +），CD3

笔记

（部分＋），CD68（＋），CK AE1/3（－），Ki-67（少量＋）；特殊染色结果：PAS 染色（＋），六胺银染色（－），抗酸染色（＋）。

【鉴别诊断】

本病例还应注意与以下疾病相鉴别。

（1）淋巴结结核：早期超声一般表现为包膜光整，内部结构无明显破坏，皮、髓质分界清，皮质相对增厚，回声减低，分布均匀，血流以淋巴门型血流为主。随着病变发展，淋巴结组织增生形成大量结核结节，故髓质变细、移位或消失，淋巴门偏心，内部为极低回声，部分可见钙化，也可见干酪样液化坏死的液性暗区，而血流主要以周边血流型、混合血流型和中央血流紊乱型为主。如果整个淋巴结均发生坏死，则表现为无血流型。同时，可见多个淋巴结呈"串珠样"排列。

（2）淋巴瘤：受累淋巴结多呈圆形或椭圆形，形态饱满，可单个，可融合。髓质消失或变形移位，皮质不均匀增宽，增益较低时，可为无回声（类似囊状回声）。实质回声亦可为网格状回声或分隔状回声。淋巴门受压，偏心改变。CDFI 多可见丰富血流信号，血流信号可充满整个淋巴结，血供以门型、爪型多见。

（3）急性非特异性淋巴结炎：急性起病伴有疼痛感，淋巴结呈均匀性低回声，有别于鸟分枝杆菌淋巴结内部不均匀性低回声。

知识扩展

鸟分枝杆菌为一种非结核分枝杆菌。传统的分枝杆菌培养及生物化学反应检测较难鉴别鸟分枝杆菌与胞内分枝杆菌，故习惯上统称为鸟 – 胞内分枝杆菌复合群（mycobacterium avium-intracellular complex,

MAC）。有研究发现 AIDS 患者分离的 MAC 中，鸟分枝杆菌和胞内分枝杆菌所占的比例分别为 42.3% 和 34.6%。MAC 是 AIDS 患者非常重要的机会性致病菌，通常见于 CD4$^+$T 淋巴细胞计数低于 50 个 /μL 的患者。本病例患者 CD4$^+$T 淋巴细胞计数为 10 个 /μL，因此患者有机会感染鸟分枝杆菌。当所获取的标本抗酸染色阳性时，不要简单地诊断为结核分枝杆菌感染，需选择合适的方法对分枝杆菌菌种进行鉴定。AIDS 患者中 MAC 感染，以发热、盗汗、体重下降、淋巴结肿大、腹痛或腹泻等为主要临床表现。本例患者也出现发热、盗汗、淋巴结肿大及呕吐等症状。20 世纪 90 年代早期发表的研究显示，在未接受 MAC 预防性治疗的晚期免疫抑制患者中，播散性 MAC（disseminated MAC，DMAC）感染的发生率为 20% ～ 40%，随着广泛使用 HAART，每年接受治疗人群的 MAC 感染发生率降至 ≤ 0.2%。因本例患者按时进行了 HAART，因此该患者为局灶性的淋巴结感染，未导致播散性感染。局灶性 MAC 感染患者的血培养结果几乎都呈阴性。因此，常常通过组织穿刺物（通常是淋巴结）的培养结果确诊。本例患者为痰抗酸染色阴性，后淋巴结穿刺活检确诊。AIDS 患者 MAC 感染的治疗涉及联合抗生素治疗。具有抗 MAC 活性的药物包括克拉霉素、阿奇霉素、乙胺丁醇、利福布汀、阿米卡星、链霉素和氟喹诺酮类药物。本例患者予以阿米卡星静脉滴注联合克拉霉素、乙胺丁醇、利福布汀胶囊口服抗鸟分枝杆菌治疗，患者发热、咳嗽、咳痰症状明显好转。

📋 王连双教授病例点评

由于获得性免疫功能缺陷，艾滋病患者容易合并机会性感染和肿瘤，导致淋巴结肿大，超声表现多样，给临床诊疗带来了诸多困难。该病例介绍了艾滋病合并鸟分枝杆菌感染患者的超声表现和诊断要点，为临床诊断本病提供了一种无创影像学方法，由于本病临床较少见，而定性诊断对于治疗方案的选择和预后又至关重要，所以如果艾滋病患者增大的淋巴结内部呈不均匀低回声，椭圆形，包膜光整，皮质增厚，皮、髓质分界欠清，淋巴门显示不清，淋巴结内部可见少量血流信号，应注意鸟分枝杆菌感染的可能，并告知临床医师和患者进一步检查。需要强调的是，本病的明确诊断仍然是病理学检查，超声引导下的穿刺活检不仅可以保证取材的安全性，同时可以实现对淋巴结内部可疑病变部位的精准穿刺，尽量避免出现假阴性的病理结果。

【参考文献】

1. 朱明利，时代强，俞冠赟，等 . 艾滋病疑似合并结核病的多种特殊病原体检测及其意义 . 中华传染病杂志，2019，37（7）：430-434.

2. 郭倩，朱召芹，钱雪琴，等 . 上海地区艾滋病患者合并非结核分枝杆菌感染菌种分布 . 中华传染病杂志，2019，37（2）：93-96.

3. KIM H J, LEE J S, KWAK N, et al. Role of ethambutol and rifampicin in the treatment of mycobacterium avium complex pulmonary disease. BMC Pulm Med, 2019, 19（1）: 212.

（王米雪、马晨瑶　整理）

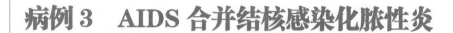

病例 3   AIDS 合并结核感染化脓性炎

病历摘要

2017 年 1 月患者因发热、颈部淋巴结肿大就诊，发现抗 HIV 抗体阳性，$CD4^+$ T 淋巴细胞 59 个 /μL，诊断为淋巴结核，给予 HRZE（异烟肼 + 利福平 + 吡嗪酰胺 + 乙胺丁醇）抗结核治疗，体温恢复正常，淋巴结缩小，病情平稳，2017 年 2 月 8 日启动 HAART。抗病毒治疗 2 周，体温再次上升，双侧颈部淋巴结再次肿大，伴疼痛，咳嗽，咳少量白色痰液，于当地住院治疗，右颈部淋巴结穿刺分泌物涂片抗酸染色阳性，腰椎穿刺脑脊液压力 220 mmH$_2$O，常规生化正常，抗酸染色、墨汁染色阴性，骨髓细胞形态学提示增生骨髓象，考虑结核免疫重建炎症反应综合征，先后给予莫西沙星、利奈唑胺加强抗结核治疗，口服泼尼松抑制炎症反应，患者体温无下降，高峰达 41 ℃，伴有畏寒，无寒战，无明显盗汗，淋巴结进行性增大，3 天前停用依非韦伦。来我院诊断为艾滋病、淋巴结核免疫重建炎症反应综合征、慢性轻度乙型病毒性肝炎、双侧扁桃体肿大，继续 HRZE 联合莫西沙星、阿米卡星抗结核，给予泼尼松抑制炎症反应，对症给予泮托拉唑抑酸保护胃黏膜，托烷司琼缓解消化道症状，葡萄糖酸钙补钙，苯溴马隆降尿酸，还原型谷胱甘肽、复方甘草酸苷、脱氧核苷酸钠等保肝，腺苷钴胺营养神经，复方磺胺甲噁唑片预防肺孢子菌肺炎。患者自入院以来精神、食欲不振，进食少，时有恶心，并呕吐胃内容物，睡眠不佳，大小便正常，体力明显下降，近 1 个月体重下降 4 kg。否认手术、外伤及输血史，否认静脉药瘾史，否认不洁性行为。

笔记

【基本信息】

主诉：间断发热、淋巴结肿大 2 个月，加重 1 个月。

临床表现：患者 2 个月前诊断为淋巴结结核。入院以来精神、食欲不振，进食少，时有恶心，并呕吐胃内容物，睡眠不佳，大小便正常，体力明显下降，近 1 个月体重下降 4 kg。

查体：T 38.7 ℃，P 112 次 / 分，R 23 次 / 分，BP 110/80 mmHg。周身皮肤未见皮疹，双侧颌下可扪及蚕豆大小肿大淋巴结，左侧颈部可扪及 12 cm×10 cm 质硬肿块，边界不清，触痛可疑，右侧颈后可扪及 4 cm×3 cm 肿块，质软可触及波动感，触痛阳性，周围皮肤充血，睑结膜无苍白，巩膜无黄染，口腔黏膜光洁，左侧扁桃体Ⅲ度肿大，右侧扁桃体Ⅱ度肿大，未见脓性分泌物。颈软无抵抗，双肺呼吸音粗，未闻及干湿啰音，心律齐，腹软，无压痛、反跳痛，肝脾未触及，移动性浊音阴性，双下肢不肿，生理反射存在，病理反射未引出。

【辅助检查】

血常规：WBC 8.9×10^9/L，NE% 73.21%，NE 5.92×10^9/L，HGB 1202 g/L，PLT 3235×10^9/L。

脓液分泌物抗酸染色见到抗酸杆菌。

电解质+肾功能：K^+ 383 mmol/L，Na^+ 139.1 mmol/L，Ca^{2+} 2.37 mmol/L，UREA 3.51 mmol/L，CREA 63 μmol/L，URCA 561 μmol/L，GLU 4.84 mmol/L，TC 2229 mmol/L，NH_3 25.0 μmol/L，eGFR 132 mL/（min · 1.73 m²）。

肝功能：ALT 9.4 U/L，AST 16.6 U/L，TBIL 4.2 μmol/L，ALB 42.4 g/L，ALP 97.9 U/L，LDH 330.8 U/L，GGT 175.6 U/L，CHE 513 U/L。

肿瘤系列阴性。

辅助性 T 细胞 CD3$^+$、CD4$^+$：286 个 /μL。

乙肝系列检查：HBsAg ＞ 250.00 IU/mL，Anti-HBe 0.01 S/CO，Anti-HBc 8.03 S/CO，HBV-DNA ＜ 1.0×10^2 IU/mL。

新型隐球菌抗原阴性真菌 D- 葡聚糖：＜ 10 pg/mL。

结核抗体阴性。

γ - 干扰素释放试验 A：20 SFCs/2.5×10^5 PBMC。

血 CMV-DNA：＜ 5.0×10^2 copies/mL。

HIV 病毒载量 HIV-RNA：1117 copies/mL。

【超声影像】

左侧颈部可见混合回声团，范围 12.0 cm × 7.0 cm × 3.1 cm，边界清，形态规则，未见门样结构（图 3-1），其内部分可见液化，位于皮下 0.2 cm 处；CDFI：可见动脉血流信号（图 3-2）。

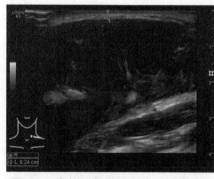

图 3-1　左侧颈部混合回声，边界清，　　图 3-2　左侧颈部混合回声内可见较丰
　　　　　形态规则　　　　　　　　　　　　　　　富动脉血流信号

【超声诊断】

左侧颈部囊实性肿块（结合病史考虑为淋巴结结核，部分液化坏死）。

【诊断要点】

（1）颈部可见混合回声团，部分液化。

（2）门样结构消失。

（3）CDFI：其内可见较丰富血流信号。

（4）结合淋巴结结核病史。

【病理诊断】

行超声引导下穿刺活检（图 3-3），病理结果：支气管肺泡灌洗液病理 CMV 荧光定量 PCR（+）；淋巴结穿刺病理镜下见大量干酪样坏死物及中性粒细胞，抗酸染色（+），考虑结核感染引起的化脓性炎。

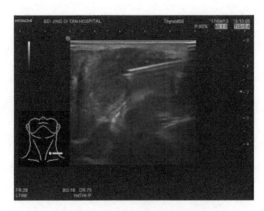

图 3-3　超声引导下穿刺活检

【鉴别诊断】

本病例还应注意与以下疾病相鉴别。

（1）艾滋病相关卡波西肉瘤：多发，结节完整者，结节可见清晰的包膜回声，溃疡结节可见不连续包膜回声，内部以低回声为主，光点分布尚均匀。CDFI：彩色血流丰富，均为明显的由皮下向结节内放射状方向；血流阻力指数（resistance index，RI）：0.62 ～ 0.68。

（2）艾滋病相关淋巴结马尔尼菲篮状菌感染：淋巴结呈相对特征性改变，内部呈弥漫性等回声改变，门结构大多消失，主要以少量或者无血流为主。

17

（3）艾滋病相关淋巴瘤：单发或多发低回声，边界清或不清，形态规则或不规则，淋巴门结构消失；CDFI 显示以少量血流为主。结外淋巴瘤可累及多个器官及组织，如肝、脾、肾脏和胃肠道等，其中以胃肠道淋巴瘤最为多见。由于结外淋巴瘤的超声特征复杂多样，往往容易造成误诊。其中"血管漂浮征"是结外淋巴瘤的特征性征象。

知识扩展

在 HIV/ 结核分枝杆菌（mycobacterium tuberculosis，MTB）合并感染者中，HIV 与 MTB 之间存在复杂的相互作用，二者相互促进各自疾病进展，HIV/MTB 合并感染者往往表现出更高的 HIV 载量、更大的病毒储存库、更为明显的异常免疫激活，以及更多见的播散性结核病。HIV 感染 /AIDS 合并结核病的发病机制及其诊治均有其相对特异性。HIV/MTB 合并感染的诊断相对更为困难：临床表现不典型，合并多种其他机会性感染使病情更复杂，肺外结核相对更为常见。

筛查策略：建议所有 HIV 感染 /AIDS 患者，无论是否已接受抗反转录病毒治疗（anti-retroviral therapy，ART）均应常规接受结核分枝杆菌潜伏感染筛查。进行结核分枝杆菌潜伏感染筛查前应询问患者是否有结核病相关临床表现（发热、咳嗽、咯血、盗汗、体重减轻、胸痛、乏力、呼吸困难），如患者具有相关临床表现则进行痰涂片、痰培养、影像学检查，以及 MTB 快速分子检测技术等来排除活动性结核病可能。

诊断：HIV 感染 /AIDS 患者结核病的诊断需要结合临床表现、辅助检查、影像学检查与病理检查结果来进行综合判断，尤其要注意 HIV 感染 /AIDS 患者结核病的临床表现及诊断有其自身特殊性，不能将用于普通人群结核病的诊断方法和思路简单地套用于 HIV 感染 /AIDS 患者结核病的诊断中。在进行诊断时，应注意患者的免疫功能状态，因为免疫缺陷程度对患者的临床表现及结核病诊断技术的灵敏性与特异性均可能存在一定影响，HIV 感染 /AIDS 患者无论 $CD4^+T$ 淋巴细胞计数的水平如何均可出现结核病，随着免疫抑制程度的加重，肺外结核或播散性疾病变得常见。

治疗：所有合并结核病的 HIV 感染 /AIDS 患者无论 $CD4^+T$ 淋巴细胞计数水平的高低均应接受 ART。目前主张合并结核病的 HIV 感染 /AIDS 患者尽早启动 ART，推荐在抗结核治疗后 2 周内尽早启动 ART，HIV 感染孕妇合并活动性结核病，为了母亲健康和阻断 HIV 母婴传播，ART 也应尽早进行。如合并耐药结核病（耐多药结核病或广泛耐药结核病），也应尽早启动 ART，在确定 MTB 耐药使用二线抗结核药物后 8 周内开始 ART。中枢神经系统结核患者启动 ART 的最佳时机尚未明确，通常建议在抗结核治疗后的 4 ～ 8 周启动 ART。临床上一时难以明确或排除结核病的 HIV 感染者，不应因此而推迟启动 ART。

殷志勇教授病例点评

HIV 感染者由于免疫功能受损，导致防御功能低下，常继发结核病等多种机会性感染，最突出的临床特征是高发肺外结核，随着抗反转录病毒药物的临床应用及对各种相关机会性感染的及时治疗，越来越多的 HIV 感染者治疗后可以正常工作和生活。因此，早期诊断进而得到及时治疗极为关键。

该类病变超声表现与其病理学改变、血 CD4$^+$ T 淋巴细胞计数有一定相关性，需要注意的是极少合并钙化征，这与机体免疫系统严重破坏导致病情进展较快相符。本例病例常规超声表现比较典型，结合病史其实不难做出诊断，但确诊还需依靠超声引导下穿刺活检，随着超声介入技术的不断发展和普及，其操作简便、创伤小、并发症少，同时还是一种安全、经济、有效的治疗方法。

【参考文献】

1. 中国性病艾滋病防治协会 HIV 合并结核病专业委员会，沈银忠，卢洪州 . 人类免疫缺陷病毒感染 / 艾滋病合并结核分枝杆菌感染诊治专家共识 . 新发传染病电子杂志，2022，7（1）：73-87.

2. 农云洁，农恒荣 . 艾滋病相关浅表淋巴结结核超声影像分析 . 中国临床医学影像杂志，2019，30（12）：847-850.

（单涛　整理）

病例 4　AIDS 合并胸壁结核

病历摘要

患者，男性，40 岁，4 年前体检发现抗 HIV 抗体阳性，确证试验阳性，CD4 细胞计数 300 个 /μL 左右，2016 年 10 月启动 HAART，规律抗病毒治疗。1 年余前患者自觉左侧胸壁刺痛不适，发现胸壁肿块，并逐渐增大，就诊于我院行胸部 CT，提示左侧胸膜多发结核并发左侧第 2～第 5 前肋水平胸壁结核可能性大，右肺下叶后基底段小结节，炎性肉芽肿结节可能，左肺下叶钙化灶。此次入院进行胸壁肿块手术切除，病理提示考虑分枝杆菌感染。诊断为肺结核、胸膜结核、胸壁结核。入院诊断：HIV 感染，胸壁结核，抑郁状态。

【基本信息】

主诉：发现抗 HIV 抗体阳性 4 年，发现左侧胸壁肿块 1 年余。

临床表现：1 年余前患者自觉左侧胸壁刺痛不适，发现胸壁肿块，并逐渐增大。

既往史：平素健康状况良好，否认高血压、冠心病、糖尿病病史，否认其他传染病病史，否认食物、药物过敏史，否认手术、外伤史。

个人史：有同性性行为史，否认输血史及静脉吸毒史。

查体：患者左侧胸壁可见肿块，约 7 cm×7 cm 大小，活动度可，无压痛，无波动感，质韧。余未见明显异常。

【辅助检查】

1. 实验室检查

CD4 细胞计数：419 个 /μL；HIV-RNA：TND；IL-6：1.50 pg/mL。
TRUST（−），TPPA（−）。

免疫组化：AMA（−），SMA（−），PCA（−），HMA（−），LKM（−），AMA-M2、M4、M9（−），ACA（−），ANA（−），ASMA（−）。

真菌 D- 葡聚糖：7.50 pg/mL。

肺炎支原体抗体测定（＋）：1 ：40。

新型隐球菌抗原（−）。

肿瘤系列：CEA 1.3 ng/mL，CA19-9 4.6 U/mL，CA15-3 15.7 U/mL。

2. 影像学检查

胸部 CT 平扫：与 2019 年 7 月 9 日比较，左侧胸膜多发结核并发左侧第 2 ～第 5 前肋水平胸壁结核可能性大，较上次增大液化明显。上次右肺下叶后基底段小结节未见显示，必要时随诊。左肺下叶多发钙化灶。

胸部磁共振平扫：①左侧第 2 ～第 5 前肋水平胸小肌、第 3 ～第 4 肋间肌肿胀，并向胸腔内延伸，内见厚壁囊性低密度区，病变范围大小约 4.2 cm×5.8 cm，相邻胸膜见钙化灶，相邻左肺上叶前段见索条影，相邻肋骨骨质完整，未见骨质破坏征象。左侧肋胸膜多发局限性增厚，局部钙化灶，周围见少许软组织密度影。气管居中，纵隔无移位。左肺下叶见钙化灶。段及以上支气管通畅。两肺门影未见明显增大，两侧胸腔未见明显积液，纵隔内未见明显肿大淋巴结。心影未见明显增大。②与 2019 年 7 月 9 日比较，左侧胸膜多发结核并发左侧第 2 ～第 5 前肋水平胸壁结核可能性大，较上次增大液化明显。上次右肺下叶后基底段小结节未见显示，必要时随诊。左肺

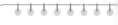

下叶多发钙化灶。

超声心动图：静息状态下心脏结构及功能未见明显异常。

腹部超声：脂肪肝（轻度），肝囊肿，胆囊壁毛糙，胆囊息肉样病变。

【超声影像】

左胸壁皮下 0.4 cm 处可见混合回声，大小 8.7 cm×5.0 cm×2.9 cm，边界清（图 4-1），内可探及多发不规则无回声，无回声内透声可（图 4-2），肿块深方侵及胸膜层（图 4-3）。肿块后方回声无衰减。CDFI：边缘实性部分内可见少量点状血流信号（图 4-4）。

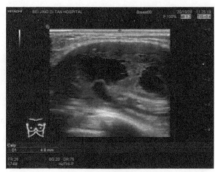

图 4-1　左侧胸壁囊实性肿块，边界清，位置表浅

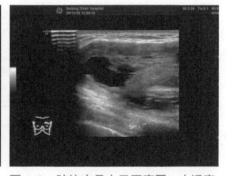

图 4-2　肿块内最大无回声区，内透声可，探头加压形态稍可改变

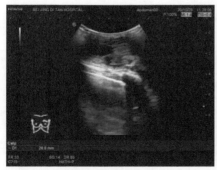

图 4-3　低频探头显示肿块深方侵及胸膜层

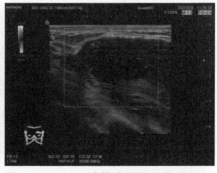

图 4-4　CDFI：边缘实性部分内可见少量点状血流信号

【超声诊断】

左侧胸壁囊实性肿块，考虑胸壁结核可能性大。

【诊断要点】

（1）肿块呈圆形或球形的囊实性，内呈不规则低回声、等回声或无回声，可有絮状低或等回声，探头挤压肿块，可见有液体流动，病变中晚期发生干酪样坏死，液化形成寒性脓肿。若脓肿破溃则流出豆渣样或稀米汤样脓液，形成一经久不愈的窦道或慢性溃疡，溃疡边缘皮肤暗红，肉芽组织苍白，可做出明确诊断。

（2）CDFI 显示周边等回声实性部分可有少许血流信号，中央无血流信号。低回声及无回声内多无血流信号。

【病理诊断】

诊断意见：左侧胸壁肿块肉芽肿性炎，抗酸染色未见明确阳性杆菌，结合病史，不除外分枝杆菌感染陈旧性病灶。免疫组化结果：CD68（+），CK AE1/AE3（-），Ki-67（+）；特殊染色结果：PAS 染色（-），六胺银染色（+），抗酸染色（-），革兰氏染色（-）。

【鉴别诊断】

本病例还应注意与以下疾病相鉴别。

（1）皮脂腺囊肿伴发感染：超声表现为皮下不规则混合回声团，边界尚清，CDFI 可见散在点、条状血流信号。临床多表现为发热、患处疼痛，病程较短。患者病理诊断明确，结合病史可鉴别。

（2）脂肪肉瘤：超声表现为分布高度不均匀的混合性回声肿块。可见于青少年和儿童，一般体积较大，出现深在性、无痛性快速增长的肿块，多发生在下肢、后腹膜及肠系膜等脂肪较多的区域。患者年纪较大，肿块位于体表，结合病史、病理，可鉴别。

（3）脂肪瘤：超声表现以等至中高回声多见，边界清晰，形态规则，呈圆形、椭圆形，内回声尚均，多无明显的血流信号。与本患者有差异。

（4）淋巴瘤：超声表现为全身有多处淋巴结肿大、皮质增厚，回声减低，同时合并肝、脾肿大。结合实验室检查可鉴别。

📋 知识扩展

结核病是由结核分枝杆菌引起的传染病，可侵及多个脏器，以肺部受累形成肺结核最为常见，分为以下 5 种类型。Ⅰ型原发性肺结核，为人体初次感染结核菌引起，多见于儿童。原发复合征：肺原发病灶、肺门淋巴结病灶、淋巴管炎。Ⅱ型血行播散型肺结核，分为急性和亚急性，出现全身中毒症状。Ⅲ型继发性肺结核，包括浸润性肺结核和慢性纤维空洞型肺结核。Ⅳ型结核性胸膜炎。Ⅴ型其他肺外结核。肺外结核是指患肺结核病后，由肺部病变通过血液或淋巴系统播散到人体的各个脏器，发生在肺部以外各部位的结核病。文献记载，人体除了毛发、指甲等部位不会感染结核外，其他所有部位均会感染。肺外结核一般不具有传染性。常见肺外结核有以下几种：淋巴结核（最常见的肺外结核病）、结核性脑膜炎、结核性腹膜炎、肠结核、肾结核、附睾结核、女性生殖结核、骨关节结核等。

结核传播途径：飞沫传播，患者咳嗽排出的结核分枝杆菌易悬浮于飞沫中，被吸入后即可引起感染，排菌量愈多，接触时间愈长，飞沫直径愈小，愈容易引发感染，患者随地吐痰，痰液干燥后结核分枝杆菌随尘埃飞扬，亦可引起吸入感染。结核易感人群普遍易感，而老年人、儿童、糖尿病患者、硅沉着病患者、HIV 感染者、使用

笔记

免疫抑制剂治疗者更为易感。结核毒株耐多药结核病的流行严重性是全球结核病流行的新问题。结核病的疫情原本已十分严重，而艾滋病的流行又无疑为结核病控制雪上加霜。HIV 助长了结核的流行，HIV 感染的患者免疫功能低下，感染结核分枝杆菌后可迅速发展为活动性肺结核。因此，早期发现，并规范化治疗、管理 HIV 合并结核的患者，对防治结核耐药菌及控制其传播极为重要！

王跃龙教授病例点评

胸壁结核是继发于肺结核的一种常见继发性结核病，由于其多发于 20 ～ 40 岁的青壮年，给人民健康及社会建设造成很大影响。本病如发现及时并积极治疗，预后良好，可完全治愈。因此，尽早发现病情并尽早治疗可极大减轻患者痛苦及社会压力。超声检查以其无创、高效、可重复性高的特点，对于上述疾病的早期筛查及治疗过程中的随诊观察，具有极高的诊疗价值，应该在今后的科研及临床应用中得到更广泛的应用和发展。

【参考文献】

1. 谢勤，万泽铭，罗燕娜，等 . 脂肪肉瘤的超声表现和病理分析 . 中华临床医师杂志（电子版），2013，7（6）：2693-2695.

（王玥　整理）

病例 5　AIDS 合并腰大肌脓肿

病历摘要

　　患者，男性，32 岁，5 年前体检发现 HIV 感染阳性，3 年前出现间断发热后诊断为卡氏肺孢子菌肺炎、巨细胞病毒性食管炎，于我院治疗好转后出院，开始 HAART，俗称"鸡尾酒疗法"，治疗至今。患者 3 年来反复出现腹腔及淋巴结、腰大肌脓肿，曾于外院穿刺，病理提示抗酸杆菌阳性，诊断为结核，开始抗结核治疗（共用药 13 个月，病情好转后遵医嘱停药），停药 5 个月后再次出现多发脓肿，再次开始抗结核治疗，期间间断复查，腹腔脓肿较前增大，于当地医院行脓肿结核分枝杆菌基因检测为阴性，为进一步治疗，于我院就诊。患者入院后行超声引导下左侧腰大肌脓肿穿刺，抽出黏稠脓液 10 mL，外送宏基因检测，结果提示鸟分枝杆菌复合群（Mycobacterium avium complex，MAC）感染。给予阿奇霉素 + 乙胺丁醇 + 莫西沙星抗感染治疗，间断超声科冲洗脓肿，患者无不适主诉，病情好转后出院。

　　【基本信息】

　　主诉：发现 HIV 感染 5 年，腹腔肿块 3 年，间断腹痛 1 个月。

　　临床表现：间断上腹痛，无明显诱因，与进食、体征无明显相关，疼痛进行性加重。此次病程以来患者进食少，精神、睡眠可，大小便正常，体重较 3 年前上升 10 kg。

　　个人史：有高危同性及异性性行为史。

【辅助检查】

1. 实验室检查

CD4$^+$T 淋巴细胞计数 368 个 /μL。

HIV 病毒载量：未检测到。

新型隐球菌抗原：阴性。

结核抗体：阴性。

肿瘤系列：AFP 1.57 ng/mL；CEA 1.4 ng/mL；CA19-9 ＜ 2.0 U/mL；CA15-3 8.2 U/mL。

真菌 D- 葡聚糖：＜ 10.0 pg/mL。

结核分枝杆菌复合群：阴性。

腹腔脓液宏基因检测：鸟分枝杆菌复合群。

2. 影像学检查

CT 平扫：腹膜后、腹盆腔内及左侧腰大肌不规则团块影、结节，较前次 CT 片体积变小，考虑感染性病变为非结核性分枝杆菌（nontuberculous mycobacteria，NTM）可能性大。

磁共振平扫：腹膜后间隙多发肿大淋巴结，左侧腰大肌、髂腰肌脓肿。

【超声影像】

左侧腰大肌内可见一条状低回声区，范围 23.0 cm×3.6 cm，加压可见流动感，边界尚清，形态欠规则（图 5-1）。行腰大肌脓肿穿刺，针尖达病变部位，针道显示清晰（图 5-2）。腹腔内可见多发低回声肿块，部分相融合，较大者约 6.6 cm×4.2 cm，边界尚清，形态欠规则，内部回声欠均（图 5-3）。CDFI：腹腔肿块周边可见血流信号（图 5-4）。

笔记

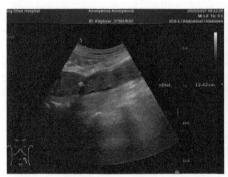

图 5-1 左侧腰大肌内可见一条状低回
声区，范围 23.0 cm×3.6 cm，加压可
见流动感，边界尚清，形态欠规则

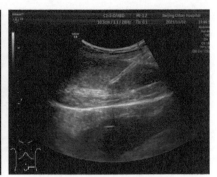

图 5-2 腰大肌脓肿穿刺
（针尖达病变部位）

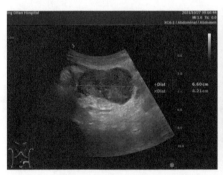

图 5-3 腹腔内可见多发低回声肿块部
分相融合，较大者约 6.6 cm×4.2 cm，
边界尚清，形态欠规则，内部回声欠均

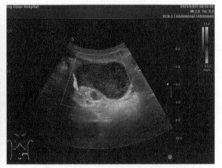

图 5-4 CDFI 示腹腔肿块周边
可见血流信号

【超声诊断】

（1）腰大肌脓肿。

（2）腹腔多发肿块，结合临床考虑脓肿可能性大。

【诊断要点】

（1）左侧腰大肌脓肿：左侧腰大肌内可见一条状低回声区，加
压可见流动感，边界尚清，形态欠规则，周边可见血流信号，考虑
为脓肿。

（2）腹腔多发肿块：腹腔内可见多发低回声肿块，部分相融合，
边界尚清，形态欠规则，内部回声欠均，周边可见血流信号，结合

患者艾滋病病史及既往腹腔多发脓肿病史，考虑此次腹腔多发肿块为脓肿。

【鉴别诊断】

本病例还应注意与以下疾病相鉴别。

（1）部分恶性肿瘤可因肿瘤内坏死或出血出现无回声区，与脓肿超声表现类似，但恶性肿瘤一般有实性成分，且实性成分可以探及动脉血流信号，并且恶性肿瘤一般没有感染相关症状。

（2）血肿常呈不规则形，内部回声不均匀，常有外伤史。

知识扩展

NTM 可以分为两大类 4 小类，即缓慢生长型分枝杆菌（包括光产色菌、暗产色菌、不产色菌）及快速生长型分枝杆菌。

MAC 属于缓慢生长型分枝杆菌中的不产色菌，是目前发现的新菌种或亚种最多的分枝杆菌，有 10 余个亚种，包括鸟分枝杆菌、胞内分枝杆菌（intercelleulare）、奇美拉分枝杆菌（chimaera）、哥伦比亚分枝杆菌（colombiense）、奥尔胡斯分枝杆菌（阿罗西嗜酸分枝杆菌）、马萨分枝杆菌（马赛分枝杆菌）、蒂莫内分枝杆菌、罗讷河分枝杆菌（bouchedurhonense）、伤口分枝杆菌（创伤分枝杆菌）和莲建洞分枝杆菌（龙牙菌）。其中之一的鸟分枝杆菌又可分为 4 个亚种。

分枝杆菌感染是 HIV 感染者或 AIDS 患者最常见的机会性感染之一，并且可以加快 HIV 感染者发展为艾滋病的进程。在艾滋病患者中 NTM 感染主要由鸟分枝杆菌所致，在一项综合研究中发现 47%的 NTM 病例能分离出 MAC。

艾滋病的流行改变了分枝杆菌的传播途径，在艾滋病流行前，很少出现人与人之间相互传染，然而在艾滋病患者中分枝杆菌可以通过呼吸道及胃肠道传播。

MAC 不仅能引起艾滋病患者肺部感染，还能导致艾滋病患者全身播散性感染、淋巴结炎、皮肤感染，以及一些不常见表现，包括骨髓炎、滑膜炎、滑囊炎、腱鞘炎等骨关节炎。HIV 感染者合并播散性 MAC 感染其临床表现多种多样，与其他感染不易区别，常见症状为发热、进行性体重减轻、夜间盗汗，胃肠道症状表现为轻度腹痛，甚至持续性腹痛、腹泻不易缓解及消化不良等，不少患者可有腹部压痛及肝脾肿大等体征。

对于 AIDS 合并 MAC 感染的患者，推荐联合抗生素治疗。具有抗 MAC 活性的药物包括克拉霉素、阿奇霉素、乙胺丁醇、利福布汀、阿米卡星、链霉素和氟喹诺酮类药物。

获得性免疫缺陷综合征会使人体的免疫功能严重降低，脓肿是此疾病较为常见和严重的并发症之一。何维曜臻等对 48 例艾滋病合并肝脓肿和（或）盆、腹腔脓肿的患者进行穿刺并留置引流管进行冲洗引流，48 例患者的脓肿治愈率达 100%，表明超声引导下穿刺引流在艾滋病合并肝脓肿或者腹腔脓肿、盆腔脓肿治疗中，具有较高的临床价值。

吉其胜等通过对 68 例腹腔脓肿患者进行对照研究发现相对于经腹切开引流术，超声引导穿刺置管的腹腔脓肿患者在手术相关指标，如手术时间、体温恢复正常时间、肠道排气时间、白细胞恢复正常时间、住院时间等方面具有明显的优势。

综上所述，超声在艾滋病合并多发脓肿患者的诊断、治疗及监测治疗效果方面都有不可或缺的价值。

殷志勇教授病例点评

　　本例病例超声图像典型，诊断比较明确，超声引导下穿刺活检为临床明确诊断提供了及时、准确的依据。分枝杆菌感染是 HIV 感染者或 AIDS 患者最常见的机会性感染之一，并且可以加快 HIV 感染者发展为艾滋病的进程。艾滋病患者中分枝杆菌改变了以往人与人之间传染方式，可以通过呼吸道及胃肠道传播，导致全身播散感染，脓肿是此疾病较为常见和严重的并发症之一。超声可以直观地显示脓肿的位置、大小及液化程度，由于艾滋病患者免疫功能严重降低，一般情况较差，而超声引导下脓肿置管引流和冲洗治疗因其安全、有效、损伤小、患者易耐受，在既往临床实践中得到充分证实，值得推广。

【参考文献】

1. 中华医学会结核病学分会 . 非结核分枝杆菌病诊断与治疗指南（2020 年版）. 中华结核和呼吸杂志，2020，43（11）：918-946.

2. 何维曜臻，张庶，董志坚，等 . 介入超声技术在艾滋病合并肝脓肿或（和）盆、腹腔脓肿治疗中的临床应用分析 . 世界复合医学，2020，6（12）：119-121.

3. 吉其胜，易小洪，李婷 . 彩色超声引导腹腔穿刺器穿刺置管引流在腹腔脓肿中的应用 . 中华医院感染学杂志，2018，28（21）：3257-3260，3277.

（李墨、马晨瑶　整理）

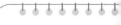

病例 6　HIV 感染合并附睾炎

病历摘要

患者，男性，22 岁，3 年前在当地发现 HIV 感染阳性，开始 HAART。2 年前于我院行"经尿道输尿管软镜钬激光碎石术＋左输尿管支架置入术"。5 天前无明显诱因出现阴囊右侧肿大，触之疼痛，皮温较高，为进一步治疗于我院就诊，临床以"阴囊右侧肿痛 5 天"收入泌尿外科。超声示右侧附睾尾部增大，回声欠均，血流较丰富，考虑右侧附睾尾部炎性病变可能性大。根据患者病史、辅助检查等，右侧急性附睾炎诊断明确。继续行抗感染治疗，应用抗生素 1 周，自诉已无疼痛，查体扪及附睾较前减小，触痛减轻，抗生素治疗有效，白细胞已恢复正常，患者症状明显改善，予以出院。

【基本信息】

主诉：阴囊右侧肿痛 5 天。

临床表现：阴囊右侧肿大，坠胀，触之疼痛，皮温较高，皮肤颜色发红。自诉未出现肉眼血尿、尿频、尿急、尿痛、排尿困难、排尿中断及其他特殊不适症状。患者自发病以来精神可，食欲可，睡眠可，大小便如常，体重无明显变化，自主体位，查体合作。

家族史：否认家族中有类似病患者，否认遗传病、传染病、肿瘤、冠心病、高血压及糖尿病病史，否认外伤史。

【辅助检查】

1. 实验室检查

乙肝五项：HBsAg（－），Anti-HBs（＋），HBeAg（－），Anti-HBe

（−），Anti-HBc（−）。

全血细胞分析：WBC $8.27 \times 10^9/L$，NE% 87.04%，NE $7.20 \times 10^9/L$，LY% 7.32%，LY $0.60 \times 10^9/L$，EO% 0.44%，CRP 10.1 mg/L。

尿细菌＋真菌培养（中段尿）为大肠埃希菌感染。

梅毒血清特异性抗体（−）。

Anti-HIV（＋），HIV-RNA 93 471 copies/mL。

肝功能：ALT 8.9 U/L，TBIL 7.6 μmol/L，DBIL 3.2 μmol/L，TP 68.4 g/L，ALB 42.9 g/L。

凝血组合四项：PT 11.8 秒，PTA 90%，PT 比值 1.09，INR 1.09。

2. 影像学检查

MRI 盆腔扫描：右侧附睾尾增大，其内可见多发类圆形异常信号，呈短 T_1 稍长 T_2 信号，右侧精索略增粗。检查见右侧附睾尾增厚，其内异常信号，请结合超声检查。

【超声影像】

双侧睾丸形态、大小未见明显异常，实质回声均匀，CDFI 显示血流分布未见异常（图 6-1、图 6-2）。

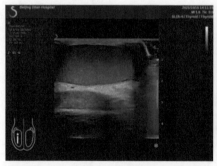 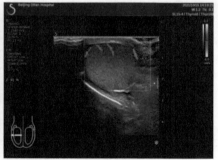

图 6-1 右侧睾丸纵断面扫查，包膜整齐光滑，睾丸实质为均匀的中等水平点状回声　　图 6-2 右侧睾丸横断面扫查，CDFI 显示睾丸实质内可见少许条状血流信号

笔记

左侧附睾大小形态未见明显异常；右侧附睾尾显著肿大，外形不规则，内部回声减低、不均匀，可见少许高回声（图 6-3），CDFI显示肿大的附睾尾血流信号明显增加（图 6-4、图 6-5）。

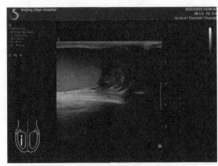
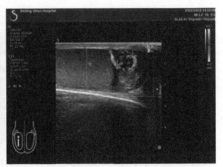

图 6-3　右侧附睾尾显著肿大，外
形不规则，内部回声减低、不均匀，
可见少许高回声

图 6-4　纵断面扫查：CDFI 显示肿
大的附睾尾血流信号明显增加

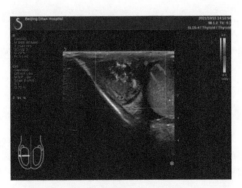

图 6-5　横断面扫查：附睾尾明显肿大，回声不均，
CDFI 显示血流信号丰富

【超声诊断】

右侧附睾尾肿大，血流信号增多，考虑炎性病变。

【诊断要点】

（1）睾丸形态、大小正常，包膜光滑完整，内部回声均匀，未见占位。

（2）附睾尾肿大明显，病变回声减低，强弱不均，压迫睾丸下极。

笔记

（3）睾丸内部见少许条状血流信号，肿大的附睾尾血流信号显著增加。

【鉴别诊断】

本病例还应注意与以下疾病相鉴别。

（1）睾丸扭转：睾丸扭转多发生于青少年，常在安静状态下发病，起病突然、急骤，阴囊部疼痛明显。急性期睾丸内部回声减低或无明显异常，后回声逐渐分布不均，如出现无回声则提示组织坏死，在出血或梗死时睾丸回声可弥漫性增强，附睾可增大明显，形态不规则。CDFI显示睾丸实质内部无血流信号或血流信号明显减少，在后期因缺血坏死后的组织反应，可表现为血流信号增加，鞘膜腔内可见液性暗区。

（2）附睾肿瘤：超声可见明确多血供、占位性病变。附睾肿瘤多发生于青少年，生长较快，但临床上附睾肿瘤非常少见，一般不考虑。

（3）睾丸肿瘤：当炎症累及睾丸时需与睾丸肿瘤鉴别。睾丸肿瘤老年人多见，常无疼痛，表现为肿块直接与其周围的睾丸实质相邻，两者均位于包膜之中，肿瘤组织膨胀性生长。查体肿块质硬，与睾丸关系密切，无压痛，透光试验阴性。甲胎蛋白及癌胚抗原等肿瘤标志物多升高。该患者症状、体征均不符，可以排除本病。

（4）腹股沟斜疝：腹股沟或者阴囊处存在肿块是腹股沟斜疝的主要超声特征。疝内容物为大网膜表现为实性稍强或者中等回声团块，其边界相对模糊；疝内容物为肠管时内可见相对杂乱的粪便回声，并可见肠管蠕动及肠管内气液流动。阴囊内的疝内容物与睾丸附睾无明显相关性，可向上延伸到腹股沟位置，未嵌顿的疝内容物可回入腹腔。

（5）睾丸精索鞘膜积液：超声可见睾丸周围液性暗区，如为交通性鞘膜积液，平卧后阴囊肿大消失。临床表现为阴囊内肿块渐进性增大，长期站立后可有阴囊下坠感，透光试验多阳性，多数不能触及正常睾丸。

知识扩展

附睾炎是泌尿外科最常见的疾病之一，多由葡萄球菌、大肠杆菌等侵入泌尿生殖道逆行感染引起，HIV 感染者的免疫功能降低，增加了病原体感染的概率。致病菌容易从后尿道通过输精管逆行至附睾尾，因此，输精管和附睾尾部较头部先受累，炎症再经间质向附睾体、头部扩散。急性期常伴有阴囊局部剧烈疼痛，进而出现阴囊红肿、增厚等体征。在发病早期多为蜂窝组织炎，随着病情进展，可能发展成睾丸炎，对患者的生殖系统造成重大危害，严重影响生活质量。因此，早期诊断并尽早干预治疗对改善预后非常重要。细菌培养分离鉴定是诊断急性附睾炎的"金标准"，但其耗时较长，容易延误治疗时机。彩色多普勒超声是诊疗中应用最广泛的安全无创的检查技术，相较其他影像学检查具备无可比拟的优势，能清晰显示附睾和睾丸的形态、精细结构、病灶情况等，并能通过 CDFI 了解局部的血流变化。

在实际工作中，对于部分病理改变较为轻微、轮廓形态不明显、内部回声特征不明显的患者，超声检查容易漏诊。急性附睾炎时病变部位血流信号十分丰富，尤其是病变位于尾部，而睾丸扭转等疾病也会出现丰富的血流信号，给鉴别诊断增加难度。部分急性附睾炎患者入院前已使用抗生素治疗，检查时血流信号减少；较多鞘膜

积液压迫或声场较远亦可引起附睾局部血流信号减少，易出现漏诊。仔细询问病史，对比患侧与健侧附睾的声像图，并结合临床表现，可有效减少误诊、漏诊，提高诊断准确率。

杨学平教授病例点评

附睾炎是男性生殖系统中非特异性感染的常见病，若在急性期，诊断和治疗不及时可能会引起男性不育，需早诊断、早治疗。超声作为一种安全、便捷的检查方法，容易被患者接受。结合临床表现、超声及 CDFI 等可以明确诊断，但需要与睾丸扭转、睾丸结核、睾丸肿瘤、睾丸损伤及嵌顿性腹股沟斜疝等相鉴别。因其病因不同，处理也不相同，此病例合并 HIV 感染，治疗附睾炎需同时抗 HIV 治疗。正确的超声诊断对指导临床早期治疗具有重要意义，还可进行治疗后疗效观察。

【参考文献】

1. 中华医学会男科学分会，男性下尿路症状诊断和治疗中国专家共识编写组．男性下尿路症状诊断和治疗中国专家共识．中华男科学杂志，2021，27（12）：1129-1139.

2. 林伟伟，黄绥心．彩色多普勒血流显像诊断急性附睾炎及睾丸炎的临床价值．医疗装备，2022，35（14）：17-19.

3. 潘中山．超声联合多普勒血流显像在急性附睾炎诊断中的应用．影像技术，2021，33（6）：23-27.

（殷志勇　整理）

第二章
HIV/AIDS 相关恶性肿瘤超声影像解析

病例 7　AIDS 合并多脏器淋巴瘤

病历摘要

　　患者，男性，28 岁，于 2020 年 4 月出现无明显诱因右侧腰部、腹部间断钝痛，无放射痛，无血尿，无发热，遂就诊于我院泌尿外科，诊断为肾积水。2020 年 6 月 15 日行全麻下右输尿管支架置入术，2020 年 6 月 16 日超声提示腹壁见混合回声团，边界清，形态欠规则，内见少量血流信号，建议行超声引导下穿刺活检。2020 年 6 月 16 日行腹壁肿块超声引导下穿刺活检，后病理诊断为"弥漫大 B 细胞淋巴瘤（生发中心来源）"，未行进一步治疗。2020 年 7 月患者无明显诱因出现尿黄、身黄，皮肤瘙痒。2020 年 8 月 5 日如厕时出现昏倒、黑便、意识丧失，无抽搐，约 2 分钟后清醒，就诊于外院急诊诊断为"休克，低血容量性休克可能，感染性休克不除外，重度贫血，上消化道出血"，给予对症支持治疗。2020 年 8 月 6 日患者就诊于我院，入院后超声检查提示腹腔、脾脏多发低回声肿块，结合临床考虑淋巴瘤可能性大。进一步完善相关检查后，临床诊断为艾滋病、重度贫血、腹部弥漫大 B 细胞淋巴瘤及淋巴瘤压迫导致的梗阻性黄疸、细菌感染等，给予输血、抗感染治疗，控制感染后，给予利妥昔单抗、长春新碱、来那度胺治疗，患者黄疸减轻，皮肤瘙痒好转后出院。2020 年 9 月 2 日至 2021 年 1 月 5 日于我院化疗，化疗后患者腹腔肿块及脾脏低回声团较前减小，胆红素进行性下降，皮肤黏膜无黄染。

【基本信息】

主诉：腰、腹部不适 4 月余，皮肤黏膜黄染 1 月余。

临床表现：患者自发病以来，精神欠佳，食欲差，体重降低 10 kg 左右。

既往史：4 年前发现梅毒、HIV 感染，自诉 CD4 细胞 500 个 /μL 以上，否认高血压、冠心病、糖尿病病史，否认其他传染病病史，否认食物、药物过敏史，否认手术、外伤史。

【辅助检查】

1. 实验室检查

辅助性 T 细胞亚群：$CD3^+$ 960 个 /μL，$CD3^+CD8^+/CD45^+$ 47.94%，$CD3^+CD4^+/CD45^+$ 22.75%，$CD4^+$ 305 个 /μL，Ratio 0.47。乳酸脱氢酶：371.7 U/L。

凝血组合六项：PT 13.00 秒，APTT 41.20 秒，FIB 755.00 mg/dL。

C 反应蛋白：161.1 mg/L。电解质 + 肾功能 + 血糖 + 血氨：K^+ 2.90 mmol/L，CREA 54.1 μmol/L。

肝功能六项 +CHE：AST 47.5 U/L，TBIL 59.7 μmol/L，DBIL 55.8 μmol/L，ALB 36.4 g/L，A/G 1.0，CHE 2598 U/L。

全血细胞分析：LY% 16.70%，MO% 9.00%，EO% 0.30%，BA% 1.50%，RBC 2.48×10^{12}/L，HGB 78.00 g/L，HCT 23.70%，MCV 95.60 fL，MCH 31.50 pg，RDW-SD 57.7 fL，RDW-CV 16.5%，PLT 541.00×10^9/L，PCT 0.52%，PDW 9.4 fL。降钙素原：5.76 ng/mL。

2. 影像学检查

磁共振胆胰管成像示肝内外胆管明显扩张和狭窄，主胰管扩张，胰头肿块直径 5.2 cm，脾脏、左肾多发结节，右侧腰大肌肿块，肠系膜周围、后腹膜多发肿大淋巴结。

【超声影像】

2020 年 6 月 16 日腹壁肿块超声：

腹壁见混合回声团，边界清，形态欠规则（图 7-1），内见少量血流信号（图 7-2）。

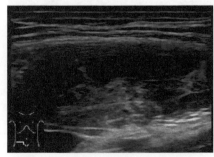 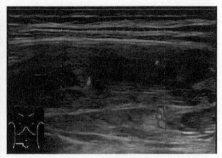

图 7-1　腹壁混合回声，边界清，　　图 7-2　CDFI：腹壁混合回声内见
　　　　　形态欠规则　　　　　　　　　　　少量血流信号

行超声引导下穿刺活检，超声探头无菌包裹，实时监测穿刺过程，针尖达病变部位，针道显示清晰（图 7-3）。

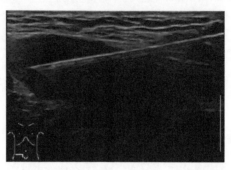

图 7-3 腹壁混合回声穿刺，穿刺针进入腹壁低回声内

2020 年 8 月 10 日腹部超声（化疗前）：

腹腔多发低回声，最大者位于胰头部，较大者 6.8 cm×5.2 cm，边界不清，形态不规则（图 7-4），CDFI 显示内部见少许血流信号（图 7-5）。

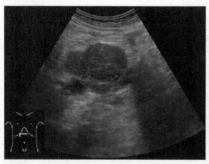
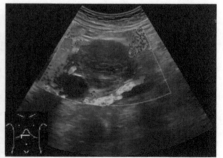

图 7-4 腹腔多发低回声，最大者位 于胰头部，较大者 6.8 cm× 5.2 cm，边界不清，形态不规则

图 7-5 CDFI：腹腔低回声内见少 量血流信号

脾脏内见多发低回声团，较大者 2.9 cm×2.3 cm，边界不清，形态不规则（图 7-6），CDFI 显示周边见少许血流信号（图 7-7）。

笔记

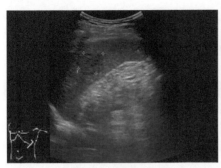

图 7-6　脾脏内见多发低回声团，较大
者 2.9 cm×2.3 cm，边界不清，
形态不规则

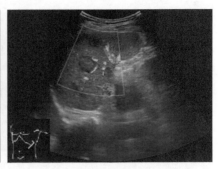

图 7-7　CDFI：脾内低回声内见
少量血流信号

肝脏右叶斜径 17.0 cm，肝表面尚光滑，肝内回声增强，较粗糙，分布欠均质，肝内外胆管可见广泛扩张，肝外胆管宽 2.8 cm（图 7-8），肝内胆管宽 1.3 cm（图 7-9）。

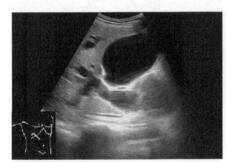

图 7-8　肝外胆管增宽，内径约 2.8 cm

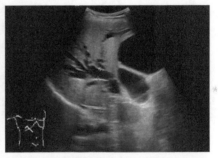

图 7-9　肝内胆管增宽，内径约 1.3 cm

胰腺：胰管宽 1.0 cm（图 7-10）。

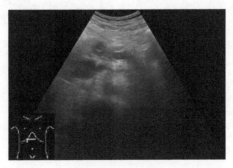

图 7-10　胰管增宽，内径约 1.0 cm

笔记

2020 年 12 月 29 日腹部超声（化疗后）：

腹腔多发低回声，最大者位于胰头部，较大者 6.1 cm×2.4 cm，边界模糊，形态不规则（图 7-11）。

脾脏内见多发低回声，较大者 1.3 cm×0.8 cm，边界不清，形态不规则（图 7-12）。

肝脏：大小正常，形态稍饱满，肝表面尚光滑，肝内回声增强，较粗糙，分布尚均质，肝内胆管未见扩张，其内可见双线样管状回声（图 7-13），肝外胆管宽 0.4 cm（图 7-14）。

胰腺：胰头显示不清，胰体、胰尾大小正常，内回声尚均，胰管宽 0.4 cm（图 7-15）。

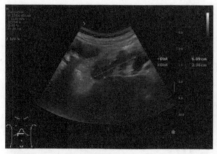

图 7-11 腹腔多发低回声，最大者位于胰头部，较大者 6.1 cm×2.4 cm，边界模糊，形态不规则

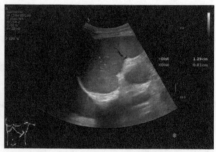

图 7-12 脾脏内见多发低回声，较大者 1.3 cm×0.8 cm，边界不清，形态不规则

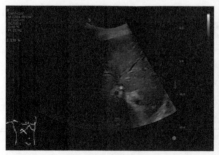

图 7-13 肝内胆管未见扩张，其内可见双线样管状回声

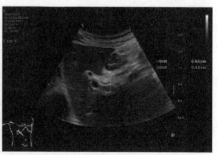

图 7-14 肝外胆管宽 0.4 cm

笔记

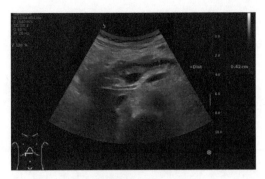

图 7-15　胰管增宽，内径约 0.4 cm

【超声诊断】

（1）2020 年 6 月 16 日腹壁肿块：腹壁实性占位，建议行超声引导下穿刺活检。

（2）2020 年 8 月 10 日腹部超声：腹腔多发低回声，脾内多发低回声团，结合病史考虑淋巴瘤。

（3）2020 年 12 月 29 日腹部超声：治疗后腹腔多发低回声团及脾内多发低回声团较前减小。

【诊断要点】

（1）腹壁混合回声，边界清，形态欠规则，内见少量血流信号。

（2）腹腔多发低 / 混合回声，脾内多发低回声团，边界清，形态欠规则 / 不规则，内见少量血流信号。

（3）肝内外胆管广泛扩张、胰管增宽。

（4）肝大、肝弥漫性病变、脾大。

【病理诊断】

右下腹壁肿块穿刺组织内可见异型淋巴细胞弥漫浸润，结合免疫组化染色结果，考虑为弥漫大 B 细胞淋巴瘤（生发中心来源）。免疫组化结果：CK AE1/AE3（－），Ki-67（＋，约 90%），LCA（CD45）（＋），S-100（－），SALL4（－），Vimentin（－），CD20（＋），CD3（－），

CD30（－），CD7（－），PAX-5（＋），Bcl-6（＋），CD10（－），Mum-1（少量＋），Bcl-2（－），C-MYC（＋，　约0），CD23（－），CD5（－），CD79a（＋），Cyclin D1（灶状＋）；原位杂交结果：EBER（－）。

【鉴别诊断】

本病例还应注意与以下疾病相鉴别。

（1）艾滋病相关卡波西肉瘤：多发，结节完整者，结节可见清晰的包膜回声，溃疡结节可见不连续包膜回声，内部以低回声为主，光点分布尚均匀。CDFI显示血流很丰富，均为明显的由皮下向结节内放射状方向。RI 0.62～0.68。

（2）艾滋病相关淋巴结马尔尼菲篮状菌感染：淋巴结呈相对特征性改变，淋巴结内部呈弥漫性等回声改变，淋巴结门结构大多消失，主要以少量血流或者无血流为主。

（3）艾滋病相关淋巴结结核：超声也可表现为多个浅表淋巴结肿大，呈低回声，皮质区增厚，门样结构明显变薄或消失、内部血流信号稀少等。但患者机体呈慢性特异性炎症反应，超声检查时探头局部加压一般没有触痛，多个肿大淋巴结常融合粘连成串，常合并窦道征。

知识扩展

在HIV感染者中，卡波西肉瘤、晚期宫颈癌或某些淋巴瘤，如全身性高级别B细胞非霍奇金淋巴瘤（non-Hodgkin lymphoma，NHL）、原发性中枢神经系统淋巴瘤被认为是AIDS指征性疾病。HIV感染者发生其他癌症及其他类型淋巴瘤时，如霍奇金淋巴瘤或滤泡淋巴瘤，均不属于AIDS指征性疾病。相比HIV阴性者的淋巴瘤，HIV 相关淋巴瘤（HIV-related lymphoma，HRL）的临床表现存在重要差异。

鉴别特征：相比 HIV 阴性者的淋巴瘤，HRL 更可能表现为晚期疾病、全身症状（又称 B 症状，即发热、体重减轻、盗汗）、结外受累或累及不寻常部位（如体腔、软组织）。由于侵袭性组织学类型和结外受累常见于 HRL，此类患者更易发生肿瘤急症，如肿瘤溶解综合征、气道或消化道梗阻、脑部或脑（脊）膜受累。

一般表现：HRL 的临床表现多样，通常表现为淋巴结肿大、脏器肿大和（或）全身症状。一些患者表现为不明原因血细胞减少、不明原因发热、肿瘤溶解综合征 [如乳酸酸中毒、高尿酸血症、高钾血症、高磷血症、低钙血症、乳酸脱氢酶升高，或其他少见的实验室指标异常（如高钙血症）]。

结外表现：相比 HIV 阴性者的淋巴瘤，HRL 更常有结外表现，即累及淋巴结外的其他部位、脾脏、胸腺和咽部淋巴组织。

在本病例中，患者表现为乳酸脱氢酶升高、淋巴结肿大、脏器肿大、肿瘤溶解综合征，结外表现累及脾脏、腹壁软组织。

📋 殷志勇教授病例点评

NHL 被认为是 AIDS 指征性疾病，相对于 HIV 阴性者更可能表现为晚期疾病，此类患者更易发生肿瘤急症，此时患者常有结外表现，出现全身症状，易累及不寻常部位。该病二维超声表现形态各异，大小亦差别很大，但 CDFI 显示血流比较丰富，一般以边缘型血供为主；肿瘤组织的压迫、浸润使周围邻近组织受到不同程度的侵及，出现相应的影像学表现和临床症状。超声能及时发现 HIV 致各器官病变的声像图特征，而且介入超声技术结合病理活检对 HIV 引起的不同部位的肿瘤具有安全、可靠的诊断价值，可为临床诊断、治疗提供帮助。

【参考文献】

1. 中华医学会感染病学分会艾滋病学组，中华医学会热带病和寄生虫学分会艾滋病学组 . AIDS 相关性淋巴瘤诊治专家共识 . 中国艾滋病性病，2017，23（8）：678-682.

2. 朱文萍，农恒荣 . AIDS 相关性淋巴瘤超声影像研究进展 . 新发传染病电子杂志，2018，3（1）：51-53.

3. 中国抗癌协会淋巴瘤专业委员会，中国医师协会肿瘤医师分会，中国医疗保健国际交流促进会肿瘤内科分会 . 中国淋巴瘤治疗指南（2021 年版）. 中华肿瘤杂志，2021，43（7）：707-735.

（单涛　整理）

病例 8　AIDS 合并肝、脾淋巴瘤

病历摘要

患者，男性，31 岁，4 个月前因发热、咳嗽，活动后气促就诊于外院，胸部 CT 提示双肺弥漫粟粒样结节影，双侧胸腔积液，胸水结核 Gene Xpert 阳性，查抗 HIV 抗体阳性，确证试验阳性，转入我院，给予相应治疗，患者病情好转出院。患者近 1 个月反复出现血糖升高，为进一步治疗再次住院。查体全身浅表淋巴结未触及异常肿大，双肺呼吸音粗，未闻及干湿啰音及胸膜摩擦音，肝脾未触及。患者入院精神欠佳，体力下降，体重半年下降 5 kg。胸部 CT 及腹部超声提示胸部及腹部病灶均有明显进展。结合病史、临床表现、实验室检查、影像学表现，考虑为淋巴瘤，超声引导下肝脏穿刺活检病理：符合高侵袭性 B 细胞淋巴瘤。临床上给予化疗、抗反转录病毒治疗、抗结核治疗等。

【基本信息】

主诉：发热、咳嗽 4 个月，发现抗 HIV 阳性 2 个月。

临床表现：患者 4 个月前无明显诱因出现咳嗽、无痰，2 个半月前症状加重，并出现发热，以午后、夜间为主，体温最高 39.7 ℃，伴有畏寒、寒战、活动后气促，就诊于外院提示结核不除外，胸水结核 Gene Xpert 阳性，查抗 HIV 抗体阳性，确证试验阳性，转入我院，治疗后病情好转出院。患者近 1 个月反复出现血糖升高。为进一步治疗再次住院。

既往史：既往 3 次患带状疱疹，2012 年发现血小板减少，

2018 年诊断 2 型糖尿病，上次住院期间诊断梅毒，胸部 CT 不除外肺栓塞。

【辅助检查】

1. 实验室检查

肿瘤系列：CA19-9 70.6 U/mL，CA15-3 17.3 U/mL，AFP 2.0 ng/mL，CEA 3.1 ng/mL。

辅助性 T 细胞亚群：$CD4^+T$ 淋巴细胞 40 个 /μL。

丙肝抗体：阴性。

乙肝五项：乙肝表面抗原（−），乙肝表面抗体（＋），乙肝 e 抗原（−），乙肝 e 抗体（−），乙肝核心抗体（＋）。

结核抗体：弱阳性。

动态红细胞沉降率测定：44.0 mm/h。

HIV 病毒载量：38 copies/mL。

肝功能：丙氨酸氨基转移酶 44.9 U/L，门冬氨酸氨基转移酶 20.0 U/L，总胆红素 10.2 μmol/L，乳酸脱氢酶 536.3 U/L，碱性磷酸酶 129.5 U/L。

自身免疫性肝病相关抗体：阴性。

2. 影像学检查

胸部 CT 平扫：双肺多发结节，较前增大、增多；右侧新发胸膜肿块伴肋骨破坏；纵隔淋巴结肿大，较前增大；右侧胸膜增厚；肝脏多发结节灶，较前增大、增多。综合影像表现，高度怀疑多脏器淋巴瘤可能。

腹部 CT 平扫：肝内多发低密度结节及肿块，脾内低密度灶，怀疑淋巴瘤或感染性病变。

腹部 MRI 平扫增强：肝、脾多发强化结节，脊柱多发强化灶，淋巴瘤待除外。

【超声影像】

肝内可见多个结节，较大者为低回声，中央呈高回声，表现为"靶征"，位于右叶，形态不规则，边界欠清晰（图 8-1、图 8-2）。CDFI：其内可见少许血流信号（图 8-3）。脾内可见多发低回声结节（图 8-4），部分结节周边见少许血流信号（图 8-5）。

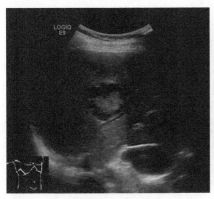

图 8-1　肝内较大结节表现为中央呈高回声，边缘为低回声的"靶征"

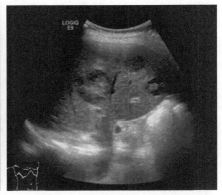

图 8-2　肝内多发结节，形态不规则，部分呈"靶征"

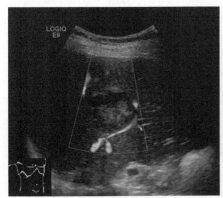

图 8-3　低回声结节内可见少许血流信号

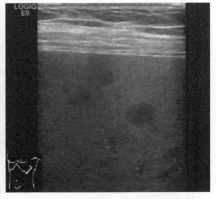

图 8-4　高频超声脾内多发低回声

51

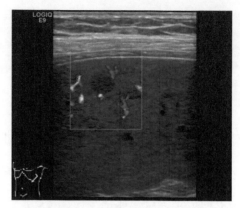

图 8-5　高频超声脾内低回声周边见少许血流信号

【超声诊断】

（1）肝内多发实性占位性病变，考虑恶性病变淋巴瘤，建议穿刺活检。

（2）脾内多发结节，淋巴瘤？

【诊断要点】

（1）肝内多发结节表现为中央呈高回声，边缘为低回声的"靶征"，内可见少量血流信号。

（2）脾内多发结节表现为低回声，部分结节周边见少量血流信号。

（3）肝内结节较前增多、增大，脾内出现多发、新发结节。

（4）艾滋病患者。

（5）无原发肿瘤病史，实验室检查肿瘤系列无明显升高。

【病理诊断】

超声引导下肝脏穿刺活检（图 8-6），结果：符合高侵袭性 B 细胞淋巴瘤，倾向为弥漫大 B 细胞淋巴瘤（生发中心来源）。

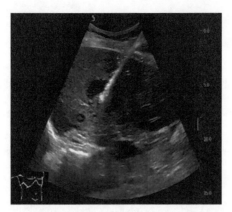

图 8-6　超声引导下穿刺针到达肝内较大结节内

【鉴别诊断】

本病例还应注意与以下疾病相鉴别。

（1）肝细胞肝癌：可伴有肝硬化、脾大、门静脉高压及脉管受侵等表现，患者常有慢性肝炎病史，肿瘤标志物 AFP 可明显升高。

（2）肝内胆管细胞癌：合并胆道扩张更常见。

（3）转移瘤：常表现为多发结节，结节回声与原发肿瘤来源有关，典型者可表现为"牛眼征"，伴有原发肿瘤病史。

（4）肝脓肿：以细菌性肝脓肿多见。脓肿形成期可见液化坏死区，患者可有肝区疼痛、白细胞增高，结合临床及连续随访有利于做出诊断。

（5）肝结核：病灶内沙粒状或斑片状钙化为肝结核的特征表现。但 HIV 合并结核可无明显的钙化。

（6）卡波西肉瘤：可显示病灶沿门静脉周围分支分布，可见皮肤丘疹性疾病。

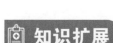

📋 知识扩展

HIV 感染损伤人体的免疫系统，可以引起各种机会性感染和肿瘤，非霍奇金淋巴瘤和卡波西肉瘤为主要的艾滋病相关肿瘤，结核为 HIV/AIDS 患者常见的机会性感染。淋巴瘤与结核可具有一些相似的临床症状和体征，如发热、盗汗、体重减轻及淋巴结肿大。在结核病流行地区，从第一次医疗保健接触到活检期间，诊断淋巴瘤的障碍可能包括对结核病的高度怀疑掩盖了对淋巴瘤的诊断，对细针细胞学检查的过分依赖，以及对淋巴结活检的延迟。

肝脏淋巴瘤在肝脏肿瘤中较为少见。肝脏淋巴瘤可分为单发、多发结节型、弥漫型。结节型肝脏淋巴瘤病灶通常表现为低回声，或者少部分表现为无回声，可能类似于囊肿的表现。此外，结节也可表现为"靶征"外观，表现为中央呈高回声，边缘呈低回声。血管无明显受侵穿行于肿瘤内是淋巴瘤较为特征性的表现。弥漫型肝脏淋巴瘤诊断较为困难，必要时可行超声引导下穿刺活检。

肝脏淋巴瘤的治疗方式与其他常见肝脏恶性肿瘤存在不同，正确诊断具有重要意义。超声影像结合病史、实验室检查，有助于提高肝脏淋巴瘤的诊断准确性。

📋 杨学平教授病例点评

艾滋病相关淋巴瘤已成为发病率最高的 HIV 定义性肿瘤，其中肝脏淋巴瘤的发病率升高明显，多为继发性肝脏淋巴瘤，此类患者的实验室检查及临床表现缺乏特异性。超声是肝脾疾病的首选检查方法，HIV 感染者定期进行腹部超声检查，可有助于早期发现肝脾病变。继发性与原发性肝脏淋巴瘤超声表现相似，有一定的特点，如"靶征""血管穿梭征"。若发现病变应积极行超声引导下穿刺活检，获得病理诊断，为临床进一步治疗提供依据。超声也可用于定期随访评估患者病情变化。

【参考文献】

1. 中华医学会超声医学分会，中国研究型医院学会肿瘤介入专业委员会，国家卫生健康委员会能力建设和继续教育中心超声医学专家委员会，等.肝病超声诊断指南.临床肝胆病杂志，2021，37（8）：1770-1785.

2. VAN LEER-GREENBERG B，KOLE A，CHAWLA S. Hepatic Kaposi sarcoma：a case report and review of the literature. World J Hepatol，2017，9（4）：171-179.

3. ANTEL K，LEVETAN C，MOHAMED Z，et al. The determinants and impact of diagnostic delay in lymphoma in a TB and HIV endemic setting. BMC Cancer，2019，19（1）：384.

（何楠　整理）

病例9 HIV感染合并肾上腺淋巴瘤

病历摘要

患者，男性，45岁，16年前体检发现抗HIV抗体阳性。10年前出现发热伴有憋气、干咳，9年前在我院住院，诊断为"艾滋病、细菌性肺炎、肺孢子菌肺炎、I型呼吸衰竭、轻度慢性丙型病毒性肝炎"，予以对症治疗，并开始进行HAART，方案为AZT+3TC+EFV，疗程中出现粒细胞减少，更改为d4T+3TC+EFV。7年余前将HAART方案更换为TDF+3TC+洛匹那韦利托那韦片，服用至今。患者2个月前因工作劳累，休息时间及饮食节律混乱，自觉周身乏力、食欲下降。20天前乏力加重，自觉活动后胸闷喘憋，下肢力量降低。2天前外院实验室检查显示BUN 4.62 mmol/L，Cr 115.4 μmol/L，尿常规蛋白（+），至我院就诊，超声发现双侧肾上腺区低回声团（右侧多发），左侧7.7 cm×2.7 cm大小，右侧较大者5.4 cm×4.4 cm。超声引导下穿刺活检，组织学检查证实为肾上腺弥漫大B细胞淋巴瘤（adrenal diffuse large B-cell lymphoma，ADBCL），化疗后1个月复查超声，占位明显变小，左侧2.6 cm×2.1 cm大小，右侧2.1 cm×1.3 cm大小，继续化疗和HAART治疗。

【基本信息】

主诉：发现抗HIV抗体阳性16年，乏力、胸闷2个月。

临床表现：本次发病以来，患者精神、食欲及体力下降，无发热，无咳嗽，活动后有胸闷憋气，近2个月体重降低10 kg。

流行病学史：患者自诉其前妻为艾滋病患者，否认不洁性行为史及静脉吸毒史。

既往史：否认高血压、冠心病、糖尿病病史，否认其他传染病病史，否认手术、外伤史。

【辅助检查】

1. 实验室检查

肝功能：ALT 8.1 U/L，AST 9.5 U/L，TBIL 11.8 μmol/L，DBIL 4.2 μmol/L。

肾功能：BUN 4.62 mmol/L，Cr 115.4 μmol/L。

尿常规蛋白（+），尿潜血（−）。

心肌酶谱：CK 19 U/L，HBDH 199 U/L，MYO 31.40 ng/mL，hsTnI 0，CK-MB 0.30 ng/mL。

2. 影像学检查

腹部增强 CT 检查：①双侧肾上腺肿块，淋巴瘤？②肝硬化，脾大，脾肾分流。

【超声影像】

腹部超声检查所见如下。

肝脏：大小正常，肝表面欠光滑，肝内回声增强，较粗糙，分布欠均质，肝内胆管未见扩张，肝外胆管宽 0.3 cm，门静脉宽度 1.4 cm。胆囊：大小正常，壁厚 0.3 cm，毛糙，壁上见中等回声，直径 0.4 cm，后未见声影，随体位改变未见移动，腔内透声可。脾脏：肋间厚 6.3 cm，长 22 cm，回声均匀。胰腺：大小正常，内回声尚均，胰管未见扩张。双肾：大小正常，皮、髓质界限清楚，集合系统未见扩张。

左肾上腺区可见低回声，7.7 cm×2.7 cm 大小（图 9-1），右肾上腺区可见数个低回声，较大者 5.4 cm×4.4 cm（图 9-2），上述低回声

边界尚清，形态不规则，CDFI显示内部可见少量血流信号（图9-3、图9-4）。

未见胸腔积液及腹水。

超声引导下左肾上腺占位穿刺（图9-5）：患者取俯卧位，超声定位，局部浸润麻醉至肾表面，超声探头无菌包裹、实时监测穿刺过程，针尖达病变部位，针道显示清晰，切取肿块组织约2.0 cm×2条，送病理检查。超声扫查左肾上腺区周围未见异常回声，局部包扎，术毕。

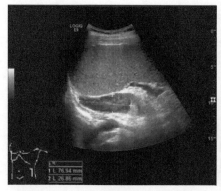

图9-1　左肾上腺区可见低回声，7.7 cm×2.7 cm大小，边界尚清，形态不规则

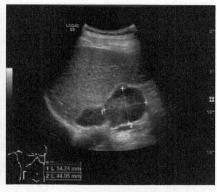

图9-2　右肾上腺区可见数个低回声，较大者5.4 cm×4.4 cm，边界尚清，形态不规则

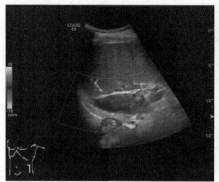

图9-3　左肾上腺区低回声内可见少量血流信号

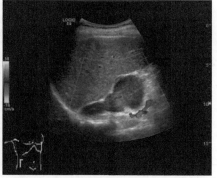

图9-4　右肾上腺区低回声内可见少量血流信号

笔记

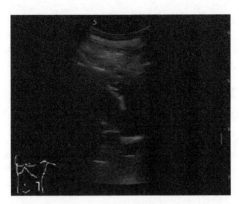

图 9-5　超声引导下左肾上腺区低回声占位穿刺

【超声诊断】

（1）肝硬化、脾大。

（2）胆囊壁毛糙、胆囊息肉。

（3）双肾上腺区实性肿块，淋巴瘤可能。

【诊断要点】

（1）肿块体积大：ADBCL 为恶性肿瘤，生长迅速，位于腹膜后，早期临床上无明显症状，一般发现时肿块已较大。

（2）形态不规则：ADBCL 肿块质地较软，当体积较大时，周边的组织和脏器对肿块产生挤压，肿块形成不规则形状。

（3）均匀低回声：ADBCL 内部肿瘤细胞相对单一，多为中心母细胞样细胞，并且呈弥漫性均匀分布，不易发生出血、坏死。

（4）边界清晰：ADBCL 多有包膜，界限清晰。

（5）肿块内部见少量血流信号：多数 ADBCL 为乏血供肿瘤，内部可见少量血流信号。

【病理诊断】

左肾上腺占位穿刺：镜下穿刺组织中可见异型淋巴细胞浸润，细胞排列密集，核大深染，异型性明显，结合免疫组化，符合高级别 B 细胞淋巴瘤，考虑为弥漫大 B 细胞淋巴瘤（非生发中心来源）（图 9-6）。免疫组化结果：Bcl-6（−），CD10（−），CD20（弥漫 +），CD3（散在 +），CD79a（弥漫 +），CD19（+），Mum-1（+），PAX-5（+），Bcl-2（约 90%+），C-MYC（约 70%+），Ki-67（约 90%+）。原位杂交：EBER（−）。FISH 结果：C-MYC（−），Bcl-2（−），Bcl-6（−）。提示：*C-MYC* 基因未发生断裂；*Bcl-2* 基因未发生断裂；*Bcl-6* 基因未发生断裂。

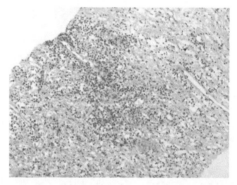

图 9-6　HE 染色 ×200，穿刺组织中可见异型淋巴细胞浸润，
细胞排列密集，核大深染，异型性明显

【鉴别诊断】

本病例尚需与以下疾病相鉴别。

（1）肾上腺腺瘤：呈圆形或椭圆形，实性低回声，边界清晰，形态规则、有完整包膜，内部回声均匀。肿瘤较大时可发生出血坏死或者囊性变，内部回声不均匀，并且可出现无回声区，超声易于鉴别。

（2）肾上腺皮质腺癌：占位体积较大，多数占位直径＞ 6 cm，可呈多种形状，内部回声可呈低回声，有时也可因内部出现坏死、出血或者钙化而形成混合性回声。

（3）肾上腺嗜铬细胞瘤：多为单侧发病，呈圆形或类圆形，内部常可出现囊性变和液化坏死区，CDFI 显示周边环绕血流，较丰富。

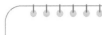

知识扩展

1983 年第 1 例原发性肾上腺淋巴瘤（primary adrenal lymphoma, PAL）被发现。肾上腺是原发性结外 NHL 极为罕见的部位，仅占所有原发性 NHL 的 1%、原发性结外淋巴瘤的 3%，目前最常见的组织学亚型为弥漫大 B 细胞淋巴瘤，多属于非生发中心 B 细胞表型，是一种罕见的恶性病变。

目前，PAL 发病病因尚不明确，免疫功能障碍、EBV 感染、*p53* 和 *c-kit* 基因缺陷及化学物质应用增多、放射性暴露增多等已被认为与其发病有关。本病例患者正是有 16 年 HIV 感染史者，属于高危人群。

ADBCL 临床表现无明显特异性，常表现为不明原因的腰背部疼痛、乏力、纳差，偶有低热，严重者可出现低血糖、低钠血症、皮质醇水平下降及皮肤色素沉着等肾上腺功能减退症状，少数病例可无任何症状和体征。

ADBCL 因发现时间早晚不同，超声表现多种多样，可呈不规则分叶形、圆形或椭圆形，但内部大多呈均匀一致的低回声，明显低于肾皮质、肝脏及脾脏回声，少数回声极低，甚至需要与囊性回声相鉴别。ADBCL 边界清，血供不丰富，超声造影大部分表现为快进灌注，造影剂不均匀分布，增强程度高于或等于周围肝肾实质。

ADBCL 尚未建立最佳治疗方案，现在临床上治疗方式包括化疗、手术、放疗及自体造血干细胞移植等。化疗是 ADBCL 有效的一线治疗方案，放射治疗在 PAL 中的作用尚不清楚。PAL 的预后不良，其 3 个月、6 个月和 12 个月的生存率分别仅为 67%、46% 和 20%。

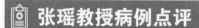 张瑶教授病例点评

　　本病例为双肾上腺淋巴瘤，属于 HIV 相关恶性肿瘤。肾上腺淋巴瘤发病率极低，属于罕见病，但因本病例为 HIV 感染者，双肾上腺区超声首发实性占位，首先要考虑到恶性病变，结合超声声像图特征及其他影像学表现考虑淋巴瘤可能。对此病例进行超声引导下穿刺活检，明确病理学诊断，对于下一步治疗方案的制定十分重要。但需要注意的是，肾上腺占位的穿刺与其他部位的穿刺不同，需要术前观察内分泌相关指标，术中密切观察血压，必要时请泌尿外科术前会诊，进行扩容等规范的术前准备，方可实施。

【参考文献】

1. LI S, WANG Z, WU Z, et al. Clinical characteristics and out-comes of primary adrenal diffuse large B cell lymphoma in a large contemporary cohort：a SEER-based analysis. Ann Hematol, 2019, 98（9）：2111-2119.

2. CHEN Z, ZOU Y, LIU W, et al. Morphologic patterns and the correlation with MYD88 L265P, CD79B mutations in primary adrenal diffuse large B-Cell lymphoma. Am J Surg Pathol, 2020, 44（4）：444-455.

（王连双　整理）

笔记

病例 10　AIDS 合并肝脏、甲状腺卡波西肉瘤

病历摘要

患者，男性，46 岁，40 余天前因发热、咳嗽、呼吸困难就诊，发现抗 HIV 抗体阳性，诊断为艾滋病、肺孢子菌肺炎、巨细胞病毒性肺炎、细菌性肺炎、肝功能异常、右眼巨细胞病毒视网膜炎、梅毒，给予抗感染治疗，启动 HAART，病情好转。住院期间，腹部超声及磁共振提示肝脏体积增大，肝内多发占位伴肝内胆管扩张，CA19-9 增高，患者未进一步明确诊治自动出院。3 天前患者出现肝区持续隐痛，无发热，再次入院。查体肋下三指、剑下四指，质中，表面光滑，触痛阳性，颈部可触及肿块，质中，无触痛，周身皮肤未见皮疹，巩膜中度黄染。腹部超声及 CT 提示腹部情况进展，肝脏体积及肝内占位较前增大。甲状腺超声示右叶可见低回声区，经超声引导下穿刺活检，肝脏、甲状腺病理考虑卡波西肉瘤（Kaposi's sarcoma，KS）。予以化疗及对症治疗，肝功能好转，黄疸明显下降，CA19-9 下降明显，化疗效果较满意，择期行后续疗程化疗。

【基本信息】

主诉：发现抗 HIV 抗体阳性 40 余天，腹痛 3 天。

临床表现：患者第一次入院因发热、咳嗽、呼吸困难就诊，无寒战，咳黄白痰，无腹痛、腹泻，全身皮肤黏膜颜色正常，无黄染，周身未见皮疹，经治疗体温逐渐正常，呼吸困难消失。3 天前患者

笔记

63

出现肝区持续隐痛，程度中等，范围固定，无四周传导放射，右侧蜷卧位稍减轻，稍感恶心、未吐，食欲差，进食少，无腹胀、腹泻，无发热，周身皮肤未见皮疹，巩膜中度黄染，肝肋下三指、剑下四指触痛阳性，质中，表面光滑，颈部可触及肿块，质中，无触痛，双下肢轻度水肿。

【辅助检查】

1. 实验室检查

抗 HIV 抗体筛查试验阳性。

CD4$^+$T 淋巴细胞计数 20 个 /μL。

全血细胞分析：白细胞 2.91×10^9/L，中性粒细胞百分比 63.6%，单核细胞百分比 8.2%，嗜酸性粒细胞百分比 3.8%，C 反应蛋白 91.7 mg/L。

肝功能：ALT 79.5 U/L，AST 74.7 U/L，TBIL 125 μmol/L，DBIL 104.9 μmol/L，ALP 931.6 U/L，LDH 348.7 U/L。

肿瘤系列：CA19-9 > 1200 U/mL，AFP 2.2 ng/mL。

乙肝、丙肝病毒抗原均阴性。

2. 影像学检查

腹部增强 CT：肝脏体积增大，肝内弥漫斑片状强化，肝内胆管扩张，后腹膜多发肿大淋巴结，考虑卡波西肉瘤可能性大。

盆腔增强 CT：直肠局部肠壁增厚，增强扫描明显强化，双侧腹股沟淋巴结肿大，结合病史考虑卡波西肉瘤可能性大。

胸部 CT：两肺炎症（以间质为主），两肺多发斑片状结节影，考虑卡波西肉瘤可能性大，右侧胸腔积液。

【超声影像】

第一次住院腹部超声：肝脏形态饱满，右叶斜径 13.2 cm，平卧位平静呼吸肋下可触及肝组织，表面尚光滑，肝内回声稍增强，光点反射偏粗糙，分布尚均质；肝内见数个稍低回声结节、团块，边界清，周边呈高回声，较大团块 4.1 cm×3.3 cm 大小，位于左叶（图 10-1），与门静脉相邻，CDFI 显示其内可见条状血流信号（图 10-2），PW 为动脉血流频谱，RI 为 0.73；近端胆管扩张，管壁增厚、回声增强（图 10-3），肝外胆管宽 0.7 cm，透声差，门静脉宽度 1.1 cm。

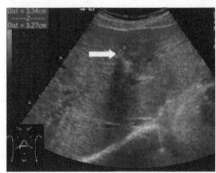

图 10-1　形态饱满，右叶斜径 13.2 cm，
肝内见数个稍低回声结节、团块

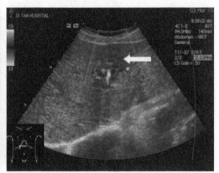

图 10-2　CDFI 显示肝内稍低回声
结节内可见血流信号

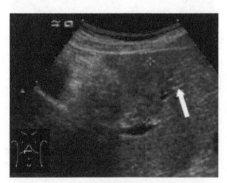

图 10-3　近端胆管扩张，管壁增厚、
回声增强

第二次住院（约 40 天后）腹部超声：肝脏体积增大，右叶斜径 18.7 cm（图 10-4），表面尚光滑，肝内回声明显不均，可见多发高低不等回声，部分相互融合，肋间扫查似可见沿门静脉走行分布，较大者 7.5 cm×5.5 cm 大小（图 10-5），位于左叶，CDFI 显示其内可

见丰富短线状血流信号（图 10-6），PW 为动脉血流频谱；肝右叶包膜下可见多个圆形高回声结节，较大者直径 0.7 cm，边界尚清，形态规则，未见明显血流信号；肝内胆管可见扩张，管壁增厚、回声增强，肝外胆管宽 0.7 cm，透声差，门静脉宽度 0.9 cm。

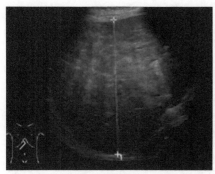

图 10-4　肝脏体积增大，右叶斜径
18.7 cm

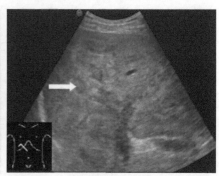

图 10-5　肝内可见多个高、低不等回声，部分相互融合，有沿门静脉分支走行分布的趋势

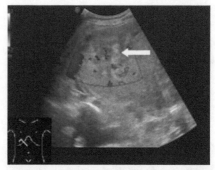

图 10-6　CDFI 示肝内多发高、低不等回声内可见丰富短线状血流信号，肝内胆管扩张

甲状腺超声表现：甲状腺左叶大小及回声未见明显异常；右叶增大，可见一不均质回声减低区，边界尚清，范围约 4.2 cm×2.6 cm（图 10-7），CDFI 显示其内可见丰富条状血流信号（图 10-8）。右侧颈部多发淋巴结肿大，呈低回声，较大者 1.1 cm×0.8 cm（图 10-9）；左侧颈部未见肿大淋巴结。

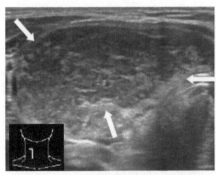

图 10-7　甲状腺右叶见不均质回声
减低区

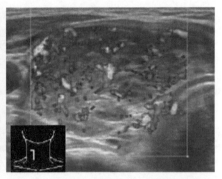

图 10-8　CDFI 示甲状腺不均质回声减
低区内可见丰富血流信号

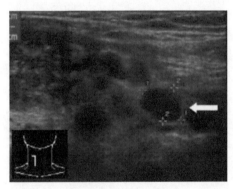

图 10-9　右侧颈部多发淋巴结肿大，呈低回声，
较大者 1.1 cm×0.8 cm

【超声诊断】

（1）肝大。

（2）肝内多发实性占位伴肝内胆管扩张。

（3）甲状腺右叶低回声。

（4）右侧颈部淋巴结肿大，结合病史考虑卡波西肉瘤可能性大。

【诊断要点】

（1）肝内多发高低不等回声结节及团块，边界欠清，形态不规则，有沿门静脉分支周围分布的趋势。

（2）CDFI：结节及团块内血流丰富，呈短线状；PW：呈高阻血流频谱。

（3）肝包膜下可见圆形高回声类血管瘤样结节。

（4）肝内胆管扩张，管壁增厚、回声增强。

（5）多脏器受累。

（6）艾滋病患者、CD4⁺T 淋巴细胞计数 < 100 个 /μL。

【病理诊断】

肝脏穿刺病理：肝脏组织内可见梭形细胞肿瘤，免疫组化结果，CD31（＋），CD34（－），Ki-67（＋，约 15%），S-100（－），SMA（－），第八因子（－），考虑为卡波西肉瘤（图 10-10）。

甲状腺穿刺病理：甲状腺组织内可见梭形细胞肿瘤；免疫组化结果：CD10（－），CD117（＋），CD34（－），CK19（－），Ki-67（＋，约 20%），p53（部分＋），S-100（－），SMA（－），Vimentin（＋）（图 10-11）。结合临床及免疫组化，考虑为卡波西肉瘤浸润。

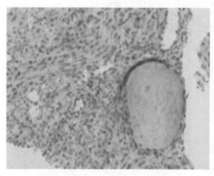
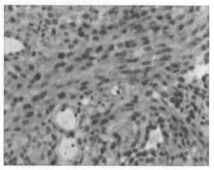

图 10-10 肝脏组织病理　　　　　图 10-11 甲状腺组织病理

本例病例肝脏、甲状腺、肺部、直肠均见多发占位性病变，肝脏、甲状腺穿刺病理为 KS，肺部、直肠病变未做病理。

【鉴别诊断】

AIDS 患者易并发多种机会性感染及肿瘤，最多见的是淋巴瘤和 KS。

（1）肝脏感染性病变：艾滋病患者常合并多种机会性感染，在炎症期尚未液化之前超声表现为肝内单个或多个圆形或不规则低回声区，内有点、片状强回声，边界欠清，CDFI 显示散在点、条状血流信号。脓肿吸收期肝内无回声区明显缩小或消失，代之以斑片状或条索状高回声，临床多表现为发热、肝区疼痛，实验室检查感染指标升高，与本例患者有一定的鉴别难度，但抗感染治疗效果明显，所以结合临床可排除。

（2）肝脏淋巴瘤：肝脏淋巴瘤的超声表现多样，典型的特征声像为病灶呈现均匀或不均匀低—极低回声，部分病灶类似囊肿样无回声，还可见后方回声轻度增强，CDFI 检查肿瘤内部仅见少量条状血流信号。肿瘤内见"血管穿梭征"，但血管未受侵犯是肝脏淋巴瘤的特征，与本例患者不符。

（3）甲状腺淋巴瘤：原发性甲状腺肿瘤患者多为高龄，甲状腺重度不对称肿大，病灶呈增大的低回声改变，内部多不均匀，病灶内血流丰富，与本例甲状腺 KS 较难鉴别。

（4）甲状腺炎：急性或亚急性甲状腺炎表现为受累叶肿大、疼痛，触痛敏感，超声可见腺体内散在片状低回声区，或类似无回声区，通过临床症状两者可以鉴别。

📋 知识扩展

艾滋病定义的相关肿瘤包括卡波西肉瘤、特定淋巴瘤类型和侵袭性宫颈癌。AIDS 相关卡波西肉瘤是 HIV 感染者中最常见的肿瘤之一，常多系统受累，后期可累及肝脏，是艾滋病最常见的肝恶性肿瘤和致死原因。AIDS 相关肝脏 KS 发生率影像学检查偶然发现为12% ～ 24%，尸检报告大约为 34%。

KS 的致病因素尚不明确，但大多认为与人类疱疹病毒 8 型，（human herpes virus 8，HHV-8）有关，尤其是在免疫缺陷状态下，HIV 和 HHV-8 的联合感染增加了 KS 的发病率和疾病进展速度，有研究表明 CD4$^+$T 淋巴细胞计数低于 200 个 /μL 时，KS 发病率明显升高，少部分患者发生 KS 时 CD4$^+$T 淋巴细胞数较高。

局部皮肤紫色皮疹等皮肤损害是 KS 最典型且常见的临床表现，但部分病例可无皮损表现。受累器官可出现相应的临床症状，包括咳嗽、咳痰、咯血、呼吸困难、胸痛、腹痛、腹泻、便血及体重下降，但无临床特异性。AIDS 相关肝脏 KS 患者临床表现不典型，部分伴发热、乏力，偶可伴右上腹隐痛，少部分伴肝功能异常，血清转氨酶、胆红素可升高，出现黄疸症状。

肝脏 KS 涉及血管和淋巴管内皮细胞，以梭形细胞增生和血管瘤样结构为特征，组织学上典型表现是肿瘤浸润汇管区，汇管区扩大，大量增生血管灶性密集，呈血管瘤样改变或出现血管样裂隙。超声表现与组织病理学相符合：①特征性表现为肝脏多发小的圆形高回声结节或高回声带，有沿汇管区、肝内胆管及门静脉分支周围分布的趋势；②9% 的艾滋病相关 KS 患者表现为非特异性轻度肝脏肿大，少部分未见异常改变；③肝内胆管管壁可见增厚、回声增强，部分病例可见肝内胆管扩张；④腹膜后淋巴结肿大；⑤多器官受累。

肝脏 KS 的治疗与其他 AIDS 相关 KS 的治疗无差异，包括抗病毒治疗、系统性化疗及放射治疗，外科手术仅用于诊断或治疗解剖学上危险部位的病变。大部分患者经积极治疗可有效控制疾病进展，还有一些患者在治疗后出现肿瘤进展或恶化，预后差，可能与免疫重建综合征相关。

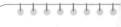

📋 王雪梅教授病例点评

本病例为艾滋病合并多器官 KS，首次入院患者无腹部不适症状，仅表现为呼吸道感染症状，影像学检查发现肝内多发占位性病变，由于艾滋病患者免疫功能低下，易并发多种机会性感染及肿瘤，因此应定期复查腹部超声，了解腹腔脏器情况。KS 多好发于皮肤，也可发生于肺部、肝脏、胃肠道、淋巴结等器官，发生于甲状腺者少见，本例患者合并甲状腺 KS，因此 KS 可为多系统多器官受累，临床应注意排除。KS 病理基础复杂，但多认为起源于血管、淋巴管内皮细胞，因此肝内肿瘤可见沿汇管区、肝内胆管及门静脉分支周围分布的趋势，为肝 KS 的特征性表现。甲状腺 KS 少见，超声图像特征不明确，本例表现为甲状腺内可见不均质回声减低区，边界尚清，CDFI 显示其内可见丰富条状血流信号，应注意与亚急性甲状腺炎或其他甲状腺疾病相鉴别，还应结合病史及临床表现，考虑到本病的可能，为明确诊断可在超声引导下行甲状腺穿刺活检。因此超声在 KS 的发现、诊断、治疗监测中都具有非常重要的价值。

【参考文献】

1. DUPIN N, Update on oncogenesis and therapy for Kaposi sarcoma. World J Current Opinion In Oncology, 2020, 32（2）：122-128.

2. VAN LEER-GREENBERG B, KOLE A, Chawla S. Hepatic kaposisarcoma：a case report and review of the literature. World J Hepatol, 2017, 9（4）：171-179.

（于静　整理）

病例 11　AIDS 合并颈部淋巴结 卡波西肉瘤

病历摘要

　　患者，男性，31 岁，2020 年 7 月因发热就诊，查抗 HIV 抗体阳性，$CD4^+T$ 淋巴细胞 2 个 /μL，HIV RNA 143 964 copies/mL，诊断为艾滋病、左眼巨细胞病毒视网膜炎，给予膦甲酸钠抗巨细胞病毒治疗，于 2020 年 9 月 1 日启动 HAART，方案为多替阿巴拉米片（ABC/3TC/DTG），规律服用至今。2020 年 9 月再次出现发热，胸部 CT 提示淋巴结结核不除外，右肺多发结节，双侧少量胸腔积液，心包少量积液，淋巴结穿刺病理考虑鸟 – 胞内分枝杆菌感染，2020 年 9 月 27 日启动乙胺丁醇＋克拉霉素＋阿米卡星＋莫西沙星联合抗 MAC 治疗，因不除外免疫重建炎症反应加用激素治疗。2021 年 4 月因左下肢肿胀及左侧腹股沟淋巴结肿痛来我院就诊，超声提示左侧颈部及左侧腹股沟区多发淋巴结肿大，考虑恶性可能性大。左侧腹股沟淋巴结及颈部淋巴结超声引导下穿刺活检均提示为卡波西肉瘤，诊断为卡波西肉瘤广泛播散（多处淋巴结、肺门、胸椎、腰椎、髂骨、肝脏、脾脏）。为行化疗入院，入院后给予多柔比星脂质体 40 mg 化疗，同时给予补液水化、碱化尿液治疗，化疗过程顺利，患者无不适。继续乙胺丁醇＋克拉霉素＋莫西沙星联合抗 MAC，继续 ABC/3TC/DTG 方案 HAART，余予以利可君升白细胞、苯澳马隆降尿酸等对症治疗。化疗后，疼痛缓解，无发热，未诉不适，准予出院。

【基本信息】

主诉：发现抗 HIV 抗体阳性 1 年余，诊断卡波西肉瘤 7 月余。

临床表现：入院体温 37.1 ℃，脉搏 95 次 / 分，呼吸 20 次 / 分，血压 127/81 mmHg。无抽搐，无头晕，无鼻塞、流涕，无胸闷、胸痛，无心悸、呼吸困难，无尿频、尿急、尿痛。

查体：双下肢可见陈旧皮疹，左腹股沟可触及 1.5 cm×6 cm 大小肿块，活动度可，质中，无触痛。左侧颈部可触及直径 0.5 cm 淋巴结，活动度可，无触痛。心、肺、腹查体未见异常。

【辅助检查】

1. 实验室检查

全血细胞分析：WBC 4.08×10⁹/L，NE% 58.90%，NE 2.40×10⁹/L，LY 0.97×10⁹/L，LY% 23.80%，MO% 12.00%，EO% 5.10%，RBC 4.03×10¹²/L，HGB 134. 0 g/L，PLT 187.0×10⁹/L。

电解质 + 肾功能：URCA 534 μmol/L，CREA 91.3 μmol/L，K⁺ 4.20 mmol/L，Na⁺ 139.9 mmol/L，Cl⁻ 104.9 mmol/L，Ca²⁺ 2.34 mmol/L，UREA 3.77 mmol/L。

肝功能：AST 11.6 U/L，ALT 15.3 U/L，TBIL10.0 μmol/L，DBIL 2.2 μmol/L，ALB 46.9 g/L，ESR 14. 00 mm/h，PCT ＜ 0.05 ng/mL。

凝血组合六项：APTT 36.90 秒，PT 11.80 秒，PTA 87.00%，INR 1.09，FDP 0.72 μg/mL，D-Dimer 0.27 mg/L；CRP 3.4 mg/L。

2. 影像学检查

胸部 CT 平扫：右肺多发结节未见明显肿大淋巴结。

【超声影像】

左侧颈部可见多个肿大淋巴结，部分相互融合，较大者约 4.2 cm×1.7 cm，形态不规则，似呈分叶状，结构不清，边界清，内部回声不均（图 11-1）；CDFI：血流信号丰富（图 11-2）。左侧腹股沟区可见多个肿大淋巴结，较大者 5.5 cm×2.3 cm，形态欠规则，皮质增厚，边界清，内部回声不均（图 11-3）；CDFI：血流信号丰富（图 11-4）。

超声引导下肿大淋巴结穿刺手术：16 G 穿刺针于超声引导下准确穿刺肿大淋巴结（图 11-5），取出组织条，送病理。

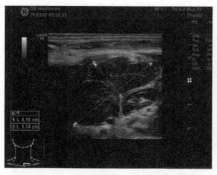

图 11-1 二维超声：左侧颈部多个肿大淋巴结，部分相互融合，大小 4.2 cm×1.7 cm，形态不规则，结构不清，边界清，内部回声不均

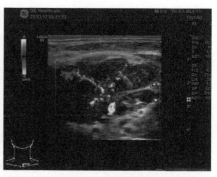

图 11-2 CDFI：左侧颈部融合淋巴结内可见丰富血流信号

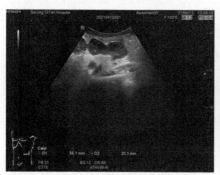

图 11-3 二维超声：左侧腹股沟区多个肿大淋巴结，较大者 5.5 cm×2.3 cm，形态欠规则，皮质增厚，边界清，内部回声不均

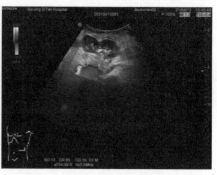

图 11-4 CDFI：左侧腹股沟淋巴结内可见丰富血流信号

笔记

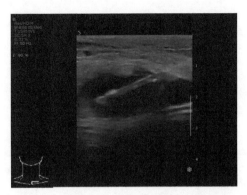

图 11-5　超声引导下颈部淋巴结穿刺活检：
颈部淋巴结内可见穿刺针强回声

【超声诊断】

超声提示左侧颈部及左侧腹股沟区多发淋巴结肿大考虑恶性可能性大。

【诊断要点】

（1）左侧颈部可见多个肿大淋巴结，部分相互融合，较大者约 4.2 cm×1.7 cm，形态不规则，似呈分叶状，结构不清，边界清，内部回声不均。CDFI 显示其内血流信号丰富。

（2）左侧腹股沟区可见多个肿大淋巴结，较大者 5.5 cm×2.3 cm，形态欠规则，皮质增厚，边界清，内部回声不均。CDFI 显示其内血流信号丰富。

【病理诊断】

颈部淋巴结组织内可见梭形细胞肿瘤浸润生长（图 11-6），结合形态学及免疫组化染色结果，符合卡波西肉瘤。免疫组化结果：CD68（局灶+），Ki-67（约 10%+），S-100（-），SMA（-），F8-R（局灶+），CD34（+），CD31（+），HHV-8（+），CD3（T 淋巴细胞+），CD20（B 淋巴细胞+）。特殊染色结果：抗酸染色（-）。

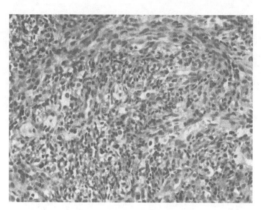

图 11-6 颈部淋巴结组织内可见梭形细胞肿瘤浸润生长

左侧腹股沟淋巴结超声引导下穿刺活检：穿刺淋巴组织内见梭形细胞增生，部分呈裂隙状排列，结合免疫组化染色结果，考虑为卡波西肉瘤。免疫组化结果：HHV-8（+），Fli-1（+），Ki-67（约30%+），CD3（淋巴组织 T 细胞 +），CD20（淋巴组织 B 细胞 +），CD34（+），CD31（+）。原位杂交结果：EBER（−）。

【鉴别诊断】

本病例还应注意与以下疾病相鉴别。

（1）恶性淋巴瘤：淋巴结多呈圆形（L/S 多 < 2），边界清楚，可单个或多个，并可融合成团，呈分叶状、边界欠清的团块。髓质变窄或消失，偏向一侧。皮质变宽，甚至整个淋巴结内呈不均匀性低回声，分不清髓质和皮质。淋巴门显示不清。化疗后淋巴结变小，回声增强；CDFI：淋巴结内丰富的血流信号。本病与卡波西肉瘤声像特点相似，难以鉴别，一般通过穿刺活检取病理鉴别。

（2）淋巴结转移癌：淋巴结肿大，多为圆形、椭圆形、不规则（L/S < 2）；较小淋巴结（< 1 cm）边界多清晰光滑，较大淋巴结（> 1 cm）特别是融合淋巴结，边界多模糊不清，内回声降低，主要为不均匀低回声；淋巴门偏心、狭窄、结构紊乱、形态不规则、消失；皮质向心性增厚、偏心性增厚。CDFI 显示淋巴结转移癌有多血供与少血供，结内血管结构紊乱，也有周边型和无血流型。淋巴结转移癌与一般恶性肿瘤相似，血流阻力指数较高，通常＞ 0.70。

（3）非特异性淋巴结炎：呈椭圆形（L/S ＞ 2），包膜完整，边缘清楚，很少融合。皮、髓质均匀扩大，或髓质扩大而皮质均匀变窄。CDFI 可见淋巴门处见点状或线状血流信号进入淋巴结内，血流信号较正常淋巴结更易显示。

（4）特异性淋巴结炎（结核性）：结核性淋巴结炎淋巴结受累较多，累及整个解剖区域及相邻区域，淋巴结肿大较非特异炎性淋巴结重，外形通常为圆形，由于淋巴结周围水肿和炎性反应，边缘不锐。结核性淋巴结发生囊性坏死的概率比其他淋巴结病变要高，内部一般呈低弱回声，当发生囊性坏死时可呈无回声，后方回声增强；晚期尤其是经抗结核治疗后淋巴结内可见钙化强回声光斑、后伴声影，76% 淋巴门消失；毗邻软组织水肿和淋巴结融合是结核性淋巴结炎的常见特征。CDFI 显示与转移性淋巴结血流显示模式相同，主要有淋巴门血管移位、混合性血管、局灶性无血供区、边缘血管。淋巴结内囊性坏死区无血供，有助于与恶性淋巴结及非特异性淋巴结炎相鉴别。

知识扩展

艾滋病是由 HIV 感染引起的致死性传染病。HIV 主要靠侵袭人体免疫系统的 $CD4^+$ 细胞、巨噬细胞、树突状细胞，从而摧毁人体的细胞免疫功能。艾滋病定义的相关肿瘤包括：卡波西肉瘤、特定淋巴瘤类型和侵袭性宫颈癌。AIDS 相关卡波西肉瘤是 HIV 感染者中最常见的肿瘤之一，常多系统受累。

局部皮肤紫色皮疹等皮肤损害是卡波西肉瘤最典型且常见的临床表现，但部分病例可无皮损表现。受累器官可出现相应的临床症状，包括咳嗽、咳痰、咯血、呼吸困难、胸痛、腹痛、腹泻、便血及体重下降，但无临床特异性。超声作为最基本的检测手段之一，加上超声引导穿刺活检技术可以较为准确地鉴别 HIV 合并浅表淋巴结肿大的各种病变类型，提高临床诊断及协助鉴别诊断，从而对临床治疗起到指导性意义。

AIDS 相关卡波西肉瘤的治疗包括抗病毒治疗、系统性化疗及放射治疗，外科手术仅用于诊断或治疗解剖学上危险部位的病变。大部分患者经积极治疗可有效控制疾病进展，还有一些患者在治疗后出现肿瘤进展或恶化，预后差，可能与免疫重建综合征相关。

王跃龙教授病例点评

卡波西肉瘤是人类免疫缺陷病毒感染者常见的机会性肿瘤之一，目前对其治疗只能缓解症状，不能根治，预后与临床类型有关。由于艾滋病相关卡波西肉瘤的临床病程各异，其具体病程表现取决于病变受累的特定部位。因此，对卡波西肉瘤患者进行准确的临床评估和分期是十分重要的。本病例患者主要的临床表现是淋巴结疼痛肿大，入院后进行了超声引导下淋巴结穿刺活检，明确诊断为卡波西肉瘤。淋巴结的病理活检对于确定患者的临床类型、制定针对性治疗方案及正确评估患者预后起到了决定性的作用。超声引导下穿刺活检，具有很高的病变部位定位准确性，能够帮助一线临床工作者获得更多的诊疗信息。

【参考文献】

1. 夏燕，刑泽刚 . 艾滋病合并浅表淋巴结肿大的超声表现及病因分析 . 实用临床医学，2018，19（10）：70-72，75.

2. DUPIN N. Update on oncogenesis and therapy for Kaposi sarcoma. World J Current Opinion In Oncology，2020，32（2）：122-128.

（张记　整理）

病例 12　AIDS 合并颜面部卡波西肉瘤

病历摘要

患者，男性，30 岁，同性恋者，发现左侧颜面部结节 1 年 2 个月，结节直径由 0.2 cm 增大到 10 cm，颜色由红色逐渐变为紫黑色，肉眼可见肿块上缘达眉毛下缘，下缘达下唇水平，内缘达鼻翼左缘，外缘达发际前缘，压迫左眼睑无法睁开，无疼痛感（图 12-1），期间曾多次抗感染治疗效果不明显。2 个月前外院查 HIV 初筛抗体阳性，确证试验阳性，CD4 细胞 14 个 /μL，皮肤活检病理提示血管瘤，不除外血管肉瘤及卡波西肉瘤。20 天前外院启动 HAART 治疗，并给予左氧氟沙星、万古霉素等抗感染治疗，患者颜面部肿块逐渐增大。为求明确诊断及治疗，来我院就诊。超声显示左侧颜面部皮下脂肪层与肌肉纤维层间可见不均匀混合回声团，较厚处约为 2.2 cm，无包膜，与周边组织分界不清，CDFI 显示其内可见条状血流信号，PW 为动脉血流频谱，RI 为 0.73，结合病史，考虑为卡波西肉瘤。MRI 诊断：左侧颜面部卡波西肉瘤可能性大。对肿块再次穿刺活检，病理结果为卡波西肉瘤。查体发现左侧颜面部肿胀，皮温增高，分泌物培养出金黄色葡萄球菌，诊断为皮肤软组织感染。临床给予去甲万古霉素抗感染治疗，感染逐渐控制。给予多柔比星脂质体 40 mL 化疗，并给予水化补液、碱化尿液等治疗，患者颜面部肿胀逐渐好转。肿块逐渐缩小，化疗 3 个周期后明显减小，肿胀减轻，左侧眼睑可睁开，左侧眼球运动正常，角膜反射灵敏，左侧瞳孔对光反射灵敏（图 12-2）。

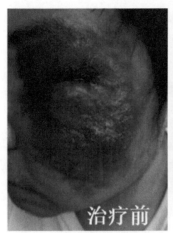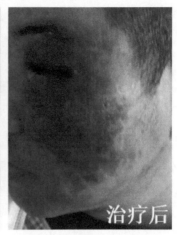

图 12-1　患者治疗前，
颜面部大面积紫黑色肿块，
患者左眼无法睁开

图 12-2　化疗 3 个周期后，
患者颜面部肿块明显变小，
肿胀减轻，左眼可睁开

【基本信息】

主诉：左侧颜面部结节 1 年 2 个月，发现 HIV 阳性 1 个月。

临床表现：患者 1 年前发现左侧颜面部小结节，直径约为 0.2 cm，初始为红色，之后深紫色，结节逐渐增大，8 个月前演变为紫黑色结节，直径约 4 cm，质硬，无疼痛感。4 个月前，肿块进一步增大，约为 10 cm×10 cm 大小，左眼无法睁开，期间多次抗感染治疗效果不明显。

【辅助检查】

1. 实验室检查

抗 HIV 抗体筛查试验阳性。

血常规：WBC $3.95×10^9$/L，NE% 40.5%，MO% 9.6%，EO% 13.7%。

C 反应蛋白：6.4 mg/L。

真菌 D- 葡聚糖：26.27 pg/mL。

梅毒 TRUST 阴性反应。

$CD4^+T$ 淋巴细胞：20 个 /μL。

$CD4^+/CD8^+$：0.02。

2. 影像学检查

MRI：左侧颜面部巨大不规则异常信号，边界不清，范围约为 15.2 cm×13.0 cm×2.8 cm，肿块上缘达额部，下缘达下颌角水平，左缘达外耳，右缘达右侧鼻翼，眶内未见侵犯。肿瘤部分 T_1WI 及 T_2WI 呈低信号，其内可见少量高信号，弥散成像及磁敏感成像均呈低信号，其内混杂少量高信号。肿瘤边缘可见水肿信号，T_1WI 呈低信号，T_2WI 呈高信号。增强扫描后，肿瘤呈不均匀强化，边界不清。

诊断：左侧颜面部卡波西肉瘤可能性大。

【超声影像】

左侧颜面部皮下脂肪层与肌肉纤维层间可见不均匀混合回声团，上缘达额部，下缘达下颌，左缘达外耳，右缘达鼻翼，厚度不均匀，较厚处约为 2.2 cm，无包膜，与肌肉纤维及脂肪分界不清，周边似可见浸润性生长，与骨骼分界明显，内部未见明显液性暗区（图 12-3）。CDFI：其内可见条状血流信号（图 12-4），PW 为动脉血流频谱，RI 为 0.73（图 12-5）。

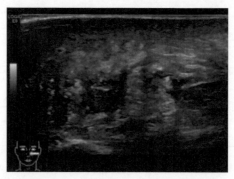

图 12-3　二维超声所见面部皮下脂肪层与肌肉纤维层间可见不均匀混合回声团，无包膜，与肌肉纤维和脂肪分界不清，周边似可见浸润性生长，与骨骼分界明显，内部未见明显液性暗区

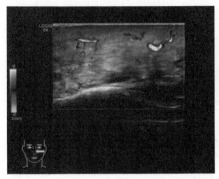

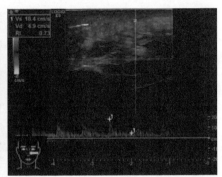

图 12-4　CDFI：其内可见条状血流信号　　图 12-5　PW：动脉频谱，RI：0.73

【超声诊断】

左侧颜面部肿块，结合病史考虑卡波西肉瘤可能性大。

【诊断要点】

（1）超声可见肿块无包膜，与周边组织分界不清，回声不均，呈浸润性生长；CDFI 可见动脉血流信号，呈高阻力血流频谱。

（2）艾滋病患者，发生于颜面部的紫黑色肿块。

（3）患者病程长，单纯抗感染治疗无效，内未见明显液化坏死灶。

【病理诊断】

真皮层可见团片状梭形细胞增生伴血管裂隙形成，符合卡波西肉瘤。免疫组化结果：CD31（＋），CD34（＋），HHV-8（＋），Ki-67（约1%＋），第八因子（＋）。

【鉴别诊断】

本病例还应注意与以下疾病相鉴别。

（1）感染性病变：艾滋病患者常合并多种机会性感染，蜂窝组织炎是发生在皮下、筋膜下、肌间隙或深部蜂窝组织的一种急性弥漫性化脓性感染，超声早期声像图可表现为真皮层增厚，回声减低，软组织肿胀，肌肉纹理不清或模糊，该患者病程长，无明显压痛，不伴有体温升高，抗感染治疗效果不佳，超声显示内部无明显液化

笔记

坏死区，因此与单纯感染性病变特征不相符。

（2）皮肤恶性肿瘤，如恶性黑色素瘤、基底细胞癌和鳞状细胞癌等，发生于皮肤层，均表现为实性、形态不规则的低回声结构。但各种疾病亦具有特征性表现，如基底细胞癌内存在散在或簇状分布的点状强回声；原位黑色素瘤超声显示困难，侵袭性黑色素瘤超声上表现出向深部侵犯的趋势，无特殊征象；鳞状细胞癌内可见不同程度的异常角化，后方伴声影，部分病灶表皮缺失。

（3）血管肉瘤：是一种罕见的软组织肉瘤亚型，可以发生在身体的任何地方，大约60%发生在头部和颈部，10%发生在深部软组织和实质器官，通常认为起源于血管或淋巴管内皮细胞。超声图像上表现为结构扭曲的高低混杂回声，肿块平行生长，呈椭圆形或浅分叶状，少数无明显边界及占位效应，肿块内血流丰富，可见短棒状或条状血流信号，不易与卡波西肉瘤鉴别，需结合病史。

📋 知识扩展

卡波西肉瘤（又称 Kaposi 肉瘤）是一种具有局部侵袭性的内皮细胞肿瘤，典型病变表现为皮肤多发性斑点状、斑块状或结节状病损，也可累及黏膜、淋巴结和内脏器官。根据临床和流行病学特点，卡波西肉瘤可分为四型：经典惰性型、非洲地方型、医源性免疫抑制型、获得性免疫缺陷综合征相关型。AIDS 相关型卡波西肉瘤侵袭性最强，皮肤病损最常见于面部、生殖器和下肢，口腔黏膜、淋巴结、胃肠道和肺可受累。卡波西肉瘤是 HIV 感染者最常见的恶性肿瘤，艾滋病患者患卡波西肉瘤的概率比免疫功能正常的人群大约高 20 000 倍，常见于艾滋病晚期，多发生在 CD4$^+$T 淋巴细胞计数＜

200 个 /μL 时，部分患者出现在抗反转录病毒治疗过程中，但是自抗病毒治疗以来，卡波西肉瘤发病率明显降低。

卡波西肉瘤病理基础很复杂，但普遍认为肿瘤起源于内皮细胞，最大可能是源于血管。早期表现为慢性炎症或肉芽肿性炎症，有新生血管及淋巴管形成，并且扩张，可见水肿、出血，血管周围有淋巴细胞、浆细胞及肥大细胞浸润。晚期表现为内皮细胞显著增生，真皮内梭形细胞弥漫性增生，血管广泛扩张充血，形成筛状结构，间质有红细胞溢出和含铁血黄素沉积，并见核有丝分裂象，周围有炎细胞浸润，可见坏死和纤维化。

卡波西肉瘤治疗需根据患者情况而定，单发的皮损可手术切除，进展快、累及内脏者需系统化疗，对于位置较局限的病灶也可放疗，艾滋病相关型卡波西肉瘤需联合抗反转录病毒治疗。其预后取决于很多因素，如临床类型、机体免疫状态、病变的分期、是否有免疫缺陷、有无机会性感染等。经典型不伴有免疫缺陷的局限性皮肤病变，呈低度恶性表现者预后较好；艾滋病相关型侵袭性强，伴机会性感染或多器官受累者预后差。因此，早发现、早治疗是影响患者预后的重要因素。

张瑶教授病例点评

本例病例为 AIDS 患者，且病灶发生于颜面部皮肤，结合皮肤病理诊断卡波西肉瘤不难。但在临床中卡波西肉瘤在皮肤发展到这种程度的病例并不多见。本身 AIDS 合并卡波西肉瘤预后就很差，进展快，病情严重，死亡率高达 40%。所以 AIDS 合并卡波西肉瘤的关键就在于早发现、早治疗。同时，抗病毒治疗可以降低卡波西肉瘤的

发病率。因此，AIDS 患者应该及早进行抗病毒治疗，当 AIDS 患者皮肤出现红色、紫色及紫黑色的小结节时，一定要及时就医，除外卡波西肉瘤。

【参考文献】

1. 中华医学会超声医学分会浅表器官及血管学组，中国中西医结合学会皮肤性病专业委员会，上海超声诊疗工程技术研究中心，等 . 皮肤疾病超声检查指南（2022版）. 中华超声影像学杂志，2022，31（7）：553-578.

（王雪梅 整理）

病例 13　AIDS 合并甲状腺髓样癌

病历摘要

患者，男性，40 岁，2021 年 9 月于我院复查甲状腺，超声提示甲状腺左侧叶多发实性结节，TI-RADS 4c 类，建议在超声引导下细针抽吸活检，同时提示左颈部及锁骨上多发肿大淋巴结（转移灶可能）。随后为进一步诊治收入院，于我院行甲状腺全切＋双侧中央区淋巴结清扫＋左侧颈侧区淋巴结清扫术，术后病理提示为甲状腺髓样癌伴颈部淋巴结转移。术后患者恢复良好。

【基本信息】

主诉：体检发现甲状腺左侧叶结节 3 年。

临床表现：患者近 1 个月易怒，1 周前出现左颈部阵发性疼痛，无声音嘶哑、无饮水呛咳、无吞咽困难等症状。

既往史：既往 HIV 感染病史 6 年。甲状腺左叶结节 TI-RADS 3 类。否认高血压、冠心病、糖尿病病史，否认其他传染病病史，否认食物、药物过敏史，否认手术、外伤史。

查体：颈部对称，甲状腺左叶可触及一个直径约 2 cm 的结节，质硬，随呼吸上下活动，压痛（−），甲状腺右叶未触及明显结节；左侧颈部触及一个直径约 2.5 cm 的肿大淋巴结，质硬，压痛（−），右侧颈部未触及明显肿大淋巴结。

【辅助检查】

1. 实验室检查

甲功全项：T_3 0.94 ng/mL，T_4 7.33 μg/dL，TSH 1.28 UIU/mL，

FT$_3$ 2.93 pg/mL，FT$_4$ 1.06 ng/dL，Anti-Tg 2.68 IU/mL，Anti-TPO 1.33 TU/mL。

肿瘤系列：CEA 204.7 ng/mL。

2. 影像学检查

颈部 CT 平扫 + 增强：甲状腺左叶可见直径约 2 cm 低密度灶，增强扫描可见混杂不均强化改变，延迟扫描呈稍低强化改变，其旁血管间隙可见多发实性结节影，最大直径约 2.4 cm；颈部两侧组织间隙可见多发增大小淋巴结影。结论提示甲状腺左叶病变，颈部多发肿大淋巴结。

【超声影像】

甲状腺大小正常，回声不均匀，左叶内可见多发不均质低回声结节，较大者约 1.9 cm×1.7 cm，位于中上极，边界尚清，形态不规则，纵横比 < 1，内见点状强回声（图 13-1）；CDFI：结节内可见丰富血流信号（图 13-2）。甲状腺右侧叶未见明确结节。

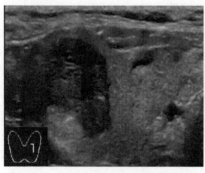 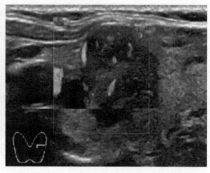

图 13-1　甲状腺左侧叶可见低回声　　图 13-2　CDFI 显示结节内部可见
结节，形态不规则，内部回声　　　　　丰富血流信号
不均匀，位于中上极

左侧颈部可见多发淋巴结，较大者约 2.7 cm×2.3 cm，边界尚清，形态规则，皮、髓质分界不清，内部可见点状强回声，未见正常淋巴门结构（图 13-3）。左侧锁骨上可见淋巴结，约 1.1 cm×1.2 cm

大小，边界尚清，形态规则，皮、髓质分界不清，未见正常淋巴门结构（图 13-4）。CDFI：其内见丰富血流信号，血流分布紊乱。左侧颈静脉可见受压。右侧颈部未见异常肿大淋巴结。

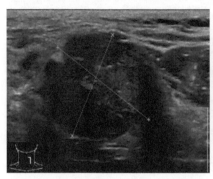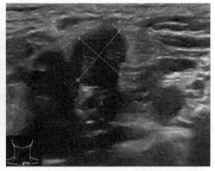

图 13-3　左侧颈部异常淋巴结　　图 13-4　左侧锁骨上异常淋巴结

【超声诊断】

（1）甲状腺左叶多发实性结节，TI-RADS 4c 类，建议行超声引导下细针抽吸活检。

（2）左侧颈部及锁骨上多发肿大淋巴结（考虑转移灶）。

【诊断要点】

（1）甲状腺左叶结节内部回声不均匀，形态不规则，内部可见点状强回声；CDFI 显示结节内部血流信号丰富。

（2）同侧颈部及锁骨上淋巴结皮质增厚，皮、髓质分界不清，未见正常淋巴门结构；CDFI 见丰富血流信号，血流分布紊乱。

（3）CEA 升高明显。

【病理诊断】

术后病理：甲状腺左叶形态学结合免疫组化，考虑为甲状腺髓样癌（多灶，直径 0.3 ～ 2 cm）。免疫组化结果：CK19（局灶 +），Calcitonin（弱 +），Galectin-3（−），HBME-1（−），Ki-67（约 8%+），p53（散在 +），TTF-1（+），NSE（局灶 +），Syn（+），CgA（+），TG（−）。

【鉴别诊断】

本病例还应注意与以下疾病相鉴别。

（1）甲状腺乳头状癌：通常表现为不规则的低回声结节，合并微钙化，边界呈微小分叶状或毛刺状，纵横比＞1，若合并颈部淋巴结转移且超声征象与髓样癌难鉴别时，可借助血清降钙素及癌胚抗原进行鉴别。

（2）甲状腺滤泡癌：通常表现为低回声或等回声，形态呈椭圆形，超声显示肿块周边晕环消失或出现厚薄不一的晕环，是滤泡癌特异性高的特征。由于滤泡癌存在包膜，局部癌细胞反复突破包膜，然后纤维组织覆盖，当癌细胞突入周围正常组织较深时，声像图显示晕环厚薄不一，晕环消失，边缘不光整。血流信号：甲状腺滤泡癌内部有较丰富、紊乱或不规则的血流信号。

（3）甲状腺未分化癌：一般表现为不规则的低回声实性肿块，肿块通常会对甲状腺被膜和周围结构造成浸润，异常的淋巴结肿大常见，血流可丰富也可不丰富，周边血供常见，也可以伴钙化，囊性变比较少见。

（4）甲状腺腺瘤：多为单结节，边界清，表面光滑，包膜完整，生长缓慢，超声图像表现为均匀低回声椭圆形结节，形态规则，包膜完整，周边可见厚度均一的低回声声晕，若突然增大常为囊内出血，无颈部淋巴结转移和远处转移。

📋 知识扩展

甲状腺髓样癌（medullary thyroid carcinoma，MTC）是起源于甲状腺滤泡旁细胞（又称 C 细胞）的恶性肿瘤。C 细胞具有合成分泌降钙素（calcitonin，Ctn）及降钙素基因相关肽的作用，因此，MTC 亦被认为是神经内分泌肿瘤之一。MTC 的发病率较低，仅占甲状腺癌的 3%～5%。根据疾病的遗传特性，将 MTC 分为遗传性和散发性两大类。其中，散发性 MTC 发病率占发病总数的 75%～80%；遗传性 MTC 则多以多发性内分泌肿瘤综合征 2 型（multiple endocrine neoplasia type 2，MEN2）中的一部分发病，根据最新的 ATA 甲状腺髓样癌临床指南描述，可分为多发性内分泌腺瘤 2A（MEN2A）和多发性内分泌腺瘤 2B（MEN2B）。

散发性 MTC 典型发病年龄为 30～60 岁，常表现为孤立性甲状腺结节，约 70% 的患者可临床检出颈部淋巴结受累。少数散发性 MTC 患者在晚期时，肿瘤分泌的降钙素、降钙素基因相关肽等物质可引起腹泻或面部潮红。MEN2 相关的 MTC 临床表现与散发性 MTC 相似，不同的是前者发病高峰为 20～30 岁。MEN2 相关 MTC 特异性临床表现包括在相关疾病（如嗜铬细胞瘤或甲状旁腺功能亢进症）变得明显后进行评估时才发现该病，胃肠道分泌液体和电解质导致腹泻，肿瘤分泌其他肽类导致面色潮红。极少数情况下，由于异位产生促肾上腺皮质激素，可导致库欣综合征。

血清降钙素被认为是 MTC 特异性的检测指标，其诊断灵敏度和特异度均比较高，但是因为 MTC 发病率较低，血清 Ctn 目前暂无统一的参考范围。对于怀疑恶性的甲状腺肿瘤患者，术前可考虑常规检测血清 Ctn 以对 MTC 进行筛查。多数 MTC 还分泌癌胚抗原（carcinoembryonic antigen，CEA），与降钙素一样，CEA 也可作为肿瘤标志物。一经诊断为 MTC，建议同时检测血清 Ctn 和 CEA 浓度作为诊断和随访指标。

甲状腺结节和颈部肿大淋巴结的首选影像学检查方法是常规超

声。超声引导下细针抽吸活检也是重要的术前病理学诊断方式，穿刺冲洗液的 Ctn 检测及免疫组化染色有助于提高 MTC 的确诊率。CT 对颈部、纵隔淋巴结病变及肺转移灶更敏感。^{99m}Tc-MDP 骨显像可用于骨转移灶的排查。MTC 诊断"金标准"为术后病理。

手术是目前首选且被证明可以治愈 MTC 的方法，无论是否存在远处转移病灶，全甲状腺切除术均应作为初始的手术治疗方式。传统的放疗、化疗则对本病疗效不佳。所有 MTC 患者均应进行终身随访，应根据基因突变、TNM 分期、手术切除效果、术后 Ctn 及 CEA 水平，以及倍增时间，确定随访内容和随访间隔。

研究显示诊断年龄 ≤ 40 岁者的 5 年和 10 年无病生存率较年龄 > 40 岁的患者更高，遗传性与散发性 MTC 患者的预后相近。若发生肺转移瘤，则总体生存情况更差。

王连双教授病例点评

甲状腺髓样癌的发病率明显低于乳头状癌，但出现肺转移等远处转移的机会却明显高于乳头状癌，生存时间显著低于乳头状癌，两者在声像图上又有很多相似之处。很多超声医师容易形成一个错误的诊断思路，即有恶性征象的甲状腺结节都是乳头状癌，甚至据此提示临床进行下一步治疗，这是错误的。甲状腺癌病理类型不同，干预方式和时机不同，预后也不同，本病例针对甲状腺髓样癌进行了病例报道，同时也与其他类型甲状腺癌进行了详细的鉴别诊断，这是我们在发现甲状腺可疑恶性结节时需要具备的超声诊断思路和能力。

【参考文献】

1. 王宇，田文，嵇庆海，等．甲状腺髓样癌诊断与治疗中国专家共识（2020 版）．中国实用外科杂志，2020，40（9）：1012-1020.

2. DYHDALO K S，CHUTE D J. Barriers to the recognition of medullary thyroid carcinoma on FNA：implications relevant to the new American Thyroid Association guidelines. Cancer Cytopathol，2018，126（6）：397-405.

（王米雪、马晨瑶　整理）

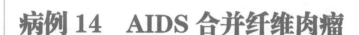

病例 14 AIDS 合并纤维肉瘤

病历摘要

患者，男性，62 岁，外院查胸部 CT 提示右肺下叶肺门区软组织肿块伴阻塞性炎症，考虑肺癌；肺穿刺活检提示弥漫大 B 细胞淋巴瘤查体发现左侧大腿皮下可触及肿块，影像学提示软组织影，未提示肿瘤表现，考虑皮下脂肪瘤可能性大；抗 HIV 抗体阳性，未予特殊治疗。为进一步明确左下肢肿块性质，收入我院，经超声引导下穿刺活检，明确左大腿皮下肿块为纤维肉瘤，后患者未进行进一步诊治，自行出院。

【基本信息】

主诉：咳嗽、胸闷 1 个月，发现抗 HIV 抗体阳性 10 天。

临床表现：患者近 1 个月咳嗽、胸闷憋气，左大腿触及无痛性肿块，无其他特殊临床症状。

既往史：13 年前曾因“腰椎外伤”行手术治疗；平素健康状况一般，否认高血压、冠心病、糖尿病病史，否认食物、药物过敏史。

查体：患者全身皮肤黏膜颜色正常，无黄染，皮肤温度正常，皮肤弹性正常，左大腿可触及皮下肿块，约 3.0 cm × 2.0 cm 大小，质中，活动度可。

【辅助检查】

1. 实验室检查

$CD4^+$：106 个 /μL。

血常规：WBC 5.2×10^9/L，NE% 62.0%，NE 3.2×10^9/L，LY%

笔记

25.3%，LY 1.3×10^9/L，HGB 94.0 g/L，PLT 152.0×10^9/L。

2. 影像学检查

胸部 X 线检查：提示右肺下野团状高密度影，右肺门影大，建议进一步 CT 检查。

【超声影像】

左大腿皮下软组织内可见不均质低回声肿块，约 2.7 cm × 1.9 cm 大小，形态不规则，边界清，未侵犯周边肌层（图 14-1）。CDFI：肿块周边可见少量血流信号（图 14-2）。

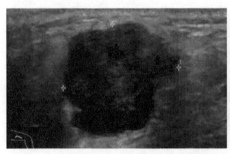 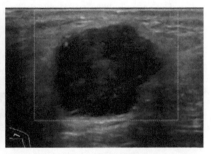

图 14-1　左大腿皮下软组织内可见不均质低回声肿块，形态不规则，边界清，未侵犯周边肌层　　图 14-2　CDFI 显示肿块周边可见少许流信号

超声引导下穿刺过程：患者取右侧卧位，避开重要器官及主血管处为进针点。局部浸润麻醉至穿刺部位表面，超声探头无菌包裹、实时监测穿刺过程，针尖达病变部位，针道显示清晰，切取穿刺部位组织两条，每条约 2.0 cm，超声扫查穿刺部位及周边无异常回声区，局部包扎，术毕，穿刺部位组织予甲醛液固定送病理检查。术前血压 113/60 mmHg。术后血压 125/57 mmHg。左大腿皮下肿块超声监测穿刺过程，针道位于肿块内（图 14-3）。

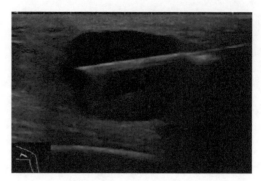

图 14-3　超声引导下左大腿皮下肿块穿刺活检

【超声诊断】

左大腿皮下软组织肿块，考虑间叶组织来源，建议超声引导下穿刺活检。

【诊断要点】

（1）常规超声：左大腿皮下软组织肿块内部呈不均匀低回声，形态不规则，未侵犯周边肌层，考虑肿块来源于间叶组织。

（2）CDFI：肿块周边可见少许血流信号。

【病理诊断】

穿刺病理结果：穿刺组织中可见大量异型梭形细胞弥漫生长，并见大量坏死，符合梭形细胞恶性肿瘤，考虑纤维肉瘤（图 14-4）。

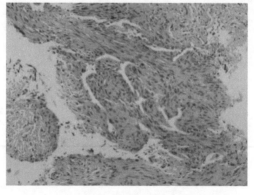

图 14-4　HE 染色可见大量异型梭形细胞

【鉴别诊断】

本病例还应注意与以下疾病相鉴别。

（1）脂肪肉瘤：分化好的脂肪肉瘤呈团块状或分叶状，边界较清，内部呈均匀高回声，肿瘤内可见较丰富的血流信号；黏液样脂肪肉瘤最为常见，超声表现为均匀的低回声，纯黏液性的回声会很均匀一致，易被误诊为囊性病变；分化差、恶性程度高的脂肪肉瘤多呈强弱不等混合性回声，高度不均匀，肿瘤内伴有坏死、出血时出现液性暗区及强回声钙化斑。

（2）横纹肌肉瘤：起源于横纹肌的恶性肿瘤，超声表现为皮下软组织内实性低回声类圆形肿块，通常包膜完整，边界清，肿瘤体积较大，内部出现出血、坏死时也可见斑片状强回声和无回声，CDFI 显示肿瘤内部及周边可见丰富血流信号。

（3）滑膜肉瘤：多见于青壮年，好发于膝部及大腿臀部等，肿瘤内部呈较均匀低回声，边界清，有时呈分叶状，后方回声无衰减，CDFI 显示其内可见彩色血流信号，频谱多普勒探及高速高阻血流。

知识扩展

纤维肉瘤是由成纤维细胞和胶原纤维形成的恶性肿瘤，通常起源于软组织的筋膜和腱鞘，但也可以发生在骨骼中，作为髓管或骨膜内的原发性或继发性肿瘤。既往的骨损伤，无论是来自创伤还是放射治疗，都可能导致骨纤维肉瘤。近几年，随着 WHO 对纤维肉瘤的分类不断细化，成人型纤维肉瘤的发病率呈下降趋势，其他类似纤维肉瘤的间叶性和非间叶性肿瘤也得到更准确的诊断。

纤维肉瘤可为两种类型：婴儿型或先天性纤维肉瘤、成人型纤维肉瘤。婴儿型纤维肉瘤很少发生转移，而成人型纤维肉瘤恶性程度高，易发生转移。成人型纤维肉瘤好发于中老年男性患者，儿童少见，发病部位常为四肢、躯干、头部和颈部的深层软组织。纤维肉瘤可发生局部侵袭性生长及复发，多次复发后可出现系统症状。转移灶可见于肺，偶见于肝，局部淋巴结转移则很少见。

　　纤维性肿瘤的诊断往往比较迟缓，因其起源于深层组织，通常表现为发病部位无痛性软组织肿胀，不易被发现，直到局部肿瘤效应出现时，才能得到诊断，此时会出现血液循环障碍、神经压迫或活动受限等症状。纤维肉瘤的晚期表现可能伴随体重减轻和食欲不振。此外，肿块＞5 cm 也可为纤维肉瘤的诊断提供参考依据，但是需要进一步的专家评估。影像学检查通常为纤维肉瘤的首选诊断方式。超声可评估肿瘤大小及血供情况；增强 MRI 可评估肿瘤大小、边缘、信号密度、坏死程度和血管形成等信息；CT 可用于评估腹膜后肿瘤或确定是否有骨转移。当纤维肉瘤小于 3 cm 时，超声引导下空芯针活检为诊断纤维肉瘤提供重要的价值，但是通常不推荐超声引导下细针抽吸活检。当软组织肉瘤大小为 3 ～ 5 cm 时，通常推荐切除后活检。而当肿瘤大小超过 5 cm 时，推荐部分切开活检。

　　手术切除是治疗纤维肉瘤的主要手段。手术需考虑周围神经和血管的组织结构。对于大于 5 cm 的肿瘤，强烈建议采用辅助放射治疗。纤维肉瘤在使用一线药物阿霉素后，往往会对长春新碱和依托泊苷等药物形成共同耐药。因此，只有需要化疗的高级别纤维肉瘤患者才应将蒽环类药物作为一线治疗药物。尽管如此，接受标准化疗的纤维肉瘤患者，也只有 4% ～ 11% 的人存活率得到了改善。

　　成人型纤维肉瘤具有侵袭性，晚期患者可发生局部复发及全身脏器转移。成人型纤维肉瘤 2 年存活率＜ 70%，5 年存活率＜ 55%。

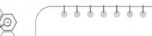

王连双教授病例点评

　　由于本病病变一般位置较深且仅表现为病变部位的软组织肿胀，早期不易引起患者和临床医师的重视，而手术切除又是本病主要的治疗手段，所以早期发现本病对于患者的治疗甚至预后都至关重要。超声作为软组织病变首选的筛查方法，对于早期发现本病并提供定性诊断是非常重要的，本病例正是在超声的定性提示下进行了穿刺活检，最终获得了准确的诊断，为后续治疗提供了方向。

【参考文献】

1. World Health Organization Classification of Tumours Editorial Board. Soft Tissue and Bone Tumours，5th ed. International Agency for Research on Cancer，2020.

2. POLLACK S M，REDMAN M W，BAKER K K，et al. Assessment of doxorubicin and pembrolizumab in patients with advanced anthracycline-naive sarcoma：a phase 1/2 nonrandomized clinical trial. JAMA Oncol，2020，6（11）：1778-1782.

3. 中国抗癌协会肉瘤专业委员会，中国临床肿瘤学会．软组织肉瘤诊治中国专家共识（2015 年版）．中华肿瘤杂志，2016，38（4）：310-320.

（王米雪　整理）

第三章
慢性乙型肝炎相关疾病超声影像解析

病例 15 乙肝肝硬化合并门静脉海绵样变

🗎 病历摘要

患者，男性，57岁，2个月前以肝硬化食管胃底静脉曲张破裂出血入住当地医院，给予内科止血及对症治疗后好转。为进一步诊治，收入本院，完善超声及腹部增强CT检查，考虑为肝硬化、门静脉海绵样变伴局部血栓形成、食管胃底静脉曲张、脾脏缺如。临床给予保肝对症治疗，行食管胃底静脉曲张精准断流术＋食管曲张静脉硬化治疗，经治疗情况好转。

【基本信息】

主诉：发现乙肝 21 年，肝硬化 7 年，呕血、黑便 2 月余。

临床表现：间断呕血与黑便，头晕，伴有明显乏力、体重减轻、面色晦暗，近半年以来厌食、腹胀、腹泻，无肝掌及蜘蛛痣，无双下肢水肿，查体示腹部平坦，全腹无压痛及反跳痛，肝、脾、胆囊未触及。

既往史：21 年前于当地医院查出乙肝大三阳，当时未检测病毒量，未给予特殊处理及检查。7 年前查血常规提示三系减少，脾大伴脾功能亢进，于当地医院行脾切除术，未特殊处理乙肝相关问题。该患者患 2 型糖尿病 7 年，否认高血压、冠心病病史，否认其他传染病病史，否认食物、药物过敏史，否认手术、外伤史，否认家族中有类似病患者。

【辅助检查】

1. 实验室检查

乙肝五项：HBsAg（＋），Anti-HBs（－），HBeAg（－），Anti-HBe（＋），Anti-HBc（＋）。HBV-DNA：＜ 20 IU/mL。血氨：NH_3 42.0 μmol/L。

肝功能（全）、心肌酶、PreALB：TBIL 21.4 μmol/L，DBIL 7.8 μmol/L，TP 61.4 g/L，ALB 34.8 g/L，TBA 11.0 μmol/L，CK-MB 59.1 U/L，HBDH 226 U/L，Pre-A 97.2 mg/L，ADA 18.1 U/L，APOB 0.42 g/L。

凝血组合四项：PT 14.7 秒，PTA 66.0%，PT 比值 1.36，INR 1.36。

2. 影像学检查

腹部 CT 平扫＋增强＋门静脉 CT 三维重建：肝门区结构紊乱伴密度不均，考虑门静脉海绵样变伴局部血栓形成。静脉期胃底周围多发迂曲血管，考虑食管胃底静脉曲张。

3. 胃镜检查

食管静脉曲张（重）伴胃静脉曲张，门静脉高压性胃病。

【超声影像】

肝脏右叶体积缩小，形态失常，表面凹凸不平，实质回声增粗、增强，分布明显不均匀（图15-1）。门静脉左支矢状部正常结构消失，内为等、低回声充填，周围可见蜂窝状无回声（图15-2），门静脉主干及右支起始部正常结构消失，内为高低不等回声几乎完全充填，仅可见"蜂窝状"无回声结构（图15-3）。CDFI：门静脉主干走行区未见明显血流信号，蜂窝状无回声内见血流信号充填；频谱多普勒为低速门静脉样波形（图15-4）。

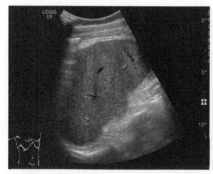

图15-1 肝脏右叶体积缩小，形态失常，表面不平整，实质回声增粗、增强

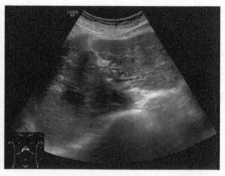

图15-2 肝脏表面凹凸不平，实质回声增粗、增强，分布明显不均匀，门静脉左支矢状部正常结构消失，内为等、低回声充填，周围可见蜂窝状无回声

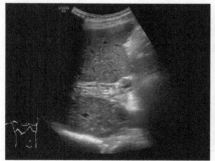

图15-3 肝脏实质回声增粗、增强，分布不均匀，门静脉主干及右支起始部正常结构消失，内为高低不等回声几乎完全充填，仅可见"蜂窝状"无回声结构

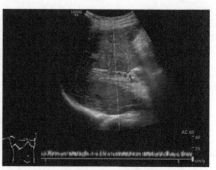

图15-4 CDFI：门静脉主干走行区未见明显血流信号，蜂窝状无回声内见血流信号充填

笔记

【超声诊断】

肝硬化、门静脉栓塞、门静脉海绵样变。

【诊断要点】

（1）该病例门静脉海绵样变为肝硬化引起的血栓所致。

（2）在二维声像图中，肝脏体积萎缩，明显变形，表面呈凹凸不平或锯齿状；肝实质回声弥漫性增强、增粗，有结节感。

（3）肝内、外门静脉管壁回声增高，正常结构消失，门静脉走行区可见蜂窝状无回声，门静脉主干内见高低不等回声。

（4）彩色多普勒和频谱多普勒表现：在蜂窝状无回声中充满红蓝相间的血流信号，频谱为静脉波形，栓塞的门静脉部分检测不到血流信号。

【鉴别诊断】

本病例还应注意与以下疾病相鉴别。

（1）扩张、迂曲的胆管、肝动脉瘤及肝门区多发性囊肿：如果肝门区迂曲的管状结构或无回声区内无彩色血流显示则为扩张的胆管或多发性囊肿，如果有彩色血流显示且呈搏动性则为肝动脉瘤。

（2）原发性和继发性海绵样变性：除发病年龄、临床表现、实验室检查等不同外，原发性患者肝脏光点均匀、血管纹理清晰、走行正常，而继发性患者多有肝硬化背景。

（3）单纯门静脉血栓或癌栓：门静脉周围是否有管状无回声区，CDFI 或能量多普勒超声进一步证实有无血流信号，门静脉血栓检测不出血流信号，而癌栓内部可以检出动脉血流信号。

📋 知识扩展

门静脉海绵样变（cavernous transformation of the portal vein，CTPV）

是指由于各种原因导致的门静脉完全或部分闭塞后，入肝血流减少，肝功能受损，机体为代偿这一不利影响，在门静脉走行区或其周围区域出现大量迂曲的侧支循环血管丛，可伴有或不伴有门静脉高压，其大体标本切面外观呈海绵状血管瘤样改变。

CTPV 可分为原发性和继发性两类。原发性 CTPV 多由于门静脉先天发育畸形或出生后在脐静脉和导管闭锁过程中累及门静脉，使门静脉缺失或管腔狭窄甚至闭锁所致，以小儿多见，多数于儿时起病；继发性 CTPV 以成人多见，最常见原因是栓子使门静脉闭塞和（或）狭窄、门静脉癌栓、血栓、门静脉周围纤维组织炎、脾切除术后，以及各种凝血功能障碍性疾病、消化系统感染性疾病、周围组织压迫等，继而导致门静脉海绵样变性，以男性多见，可能与原发性肝癌和肝硬化等疾病也以男性居多有关。

如果门静脉栓塞发展为 CTPV，表明门静脉血供得到了侧支循环的有效代偿，对于维持肝功能有重要的意义。CTPV 可压迫胆道导致胆道梗阻，引起门静脉高压性胆病，可表现为黄疸、发热、腹痛等。对于 CTPV 严重程度及病变范围的估计不仅可以指导临床干预，还可影响原位肝移植的手术决策。

CTPV 缺乏特异性的临床表现，诊断主要依据影像学检查。诊断 CTPV 的"金标准"是门静脉系统血管造影，但对碘过敏者不能进行检查，临床应用受限，不作为首选；增强 CT/MRI 成像快速、后处理软件强，可达到血管造影诊断的同等水平。CT 造影剂存在明确的肾毒性及 MRI 扫描时间长，危重患者无法完成检查等因素限制了 CT/MRI 的临床应用。超声检查为无创性的评估方法，包括二维超声、彩色多普勒超声、脉冲多普勒超声和能量多普勒超声，可以动态观察门静脉及其属支形态学的变化，同时观察血流动力学情况，已作为 CTPV 的首选检查方法。有学者对超声诊断 CTPV 做了较多的探索和研究，发现应用超声技术有较高的检出率和诊断准确率。同时，彩色多普勒超声可探测门静脉栓塞处的血流类型，便于与无血流信号的良性栓塞相区别，有利于病因诊断。

笔者实际临床工作中发现，肝硬化患者难以纠正的腹部胀气造成扫查盲区而难以观察到全部病变，导致部分遗漏；门静脉主要分支栓塞而周围侧支过于细小，而常规超声对细小静脉无法有效观察；肝硬化和肝恶性肿瘤作为慢性消耗性疾病导致患者消瘦，肋间隙和胸骨下角较窄，致肝左叶或右叶多切面观察无法得出清晰的图像；另外，一些非典型的 CTPV 表现为病变区域以实性回声为主，似胆管肿瘤，形成假性胆管肿瘤征象，超声对其鉴别困难。我们发现，采取以下方法可以在一定程度上提高对 CTPV 的检出率：①常规超声应尽可能对肝脏进行全面扫查，对可疑 CTPV 或肋间隙较窄患者，建议行增强 CT 或 MRI 进一步检查；②对于腹部胀气及因肝硬化肝脏体积明显缩小者，可以嘱患者转动体位，利用腹腔积液或胆囊等声窗对肝脏和门静脉进行较全面的扫查；③利用超声造影技术鉴别极低速血流甚至无血流引出的海绵样侧支与肿瘤组织。

📋 张瑶教授病例点评

本例病例超声表现比较典型，结合腹部 CT 平扫＋增强＋门静脉 CT 三维重建诊断不难。值得我们注意的是，如果在临床中遇到门静脉海绵样变的患者，由于此类患者绝大多数伴有门静脉高压，容易引起食管胃底静脉曲张破裂出血，具有极大的危害。所以要建议临床及时采取干预措施，尽量避免出现不良结局。目前影像学检查

是诊断门静脉海绵样变的有效手段，超声具有方便、快捷、实时等优势，能够诊断出绝大多数的病例，但超声也有局限性，若遇到患者腹部胀气明显，不能准确评估门静脉情况时，务必要建议临床进行其他影像学检查作为有效补充，避免漏诊、误诊的情况出现。

【参考文献】

1. 中华医学会肝病学分会. 肝硬化诊治指南. 中华肝脏病杂志，2019，27（11）：846-865.

2. 殷志勇，王连双，张瑶. 超声检查门静脉海绵样变特征表现. 实用肝脏病杂志，2021，24（4）：540-543.

3. 肖勇，张琎，陈明锴. 门静脉海绵样变的诊疗新进展. 临床内科杂志，2019，36（7）：437-440.

（殷志勇　整理）

病例 16　乙肝肝硬化肝癌心脏转移合并肺栓塞

病历摘要

患者，男性，51 岁，20 余年前体检发现乙肝表面抗原阳性，1 周前当地医院查腹部超声提示肝弥漫性病变，肝内可探及低回声，10.5 cm×8.8 cm 大小，乙肝五项提示大三阳。2018 年 9 月 7 日为行进一步治疗收入我院外科，同日我院超声诊断为原发性肝癌合并下腔静脉 – 右心房转移，9 月 8 日洗漱过程中突发晕厥，床旁超声可见右心增大、室间隔受压、肺动脉增宽，原右心房癌栓部分缺失，诊断为急性肺动脉栓塞（考虑右心房癌栓脱落导致），同日急诊增强 CT 诊断为原发性肝癌合并下腔静脉转移、肺栓塞。患者于发现肺栓塞后 25 天死亡。

【基本信息】

主诉：发现 HBsAg（＋）20 余年，发现肝占位性病变 1 周。

临床表现：近 2 个月感乏力、纳差，不伴腹胀、腹痛，不伴恶心、呕吐，无尿黄，无其他不适。

【辅助检查】

1. 实验室检查

2018 年 9 月 7 日实验室检查如下。

血常规：WBC $8.18×10^9$/L，NE% 82.94%，HGB 115.00 g/L，PLT $186.00×10^9$/L。

肝功能：ALT 91.3 U/L，AST 186.9 U/L，TBIL 26.8 μmol/L，DBIL 14.0 μmol/L。

心肌酶谱：CK-MB 46.7 U/L，HBDH 613 U/L，CRP 74.1 mg/L，CK 231.3 U/L。

凝血功能：PTA 60.00%，D-Dimer 12.00 mg/L。

2018 年 9 月 8 日实验室检查如下。

血常规：WBC 9.28×10^9/L，NE% 74.24%，HGB 113.00 g/L，PLT 178.00×10^9/L。

肝功能：ALT102.0 U/L，AST 190.7 U/L，TBIL 28.5 μmo/L，DBIL 13.9 μmol/L。

心肌酶谱：MYO 83.20 ng/mL，hsTnI 0.06 ng/mL，CK-MB 0.60 ng/mL。

凝血功能：PTA 64.00%，D-Dimer 24.77 mg/L。

2. 影像学检查

9 月 8 日胸部增强 CT：①两肺多发结节，考虑转移瘤；②右侧肺动脉栓塞；③两侧胸腔积液，两下肺膨胀不全。

【超声影像】

9 月 7 日腹部超声：肝脏大小正常，肝表面欠光滑，肝内回声弥漫性增强，弥漫性粗糙，分布不均质。肝右叶可见一个低回声团，10.3 cm × 9.4 cm 大小（图 16-1），形态欠规则，边界欠清晰；CDFI：其内可见动脉样血流信号，PSV 47 cm/s，RI=0.52（图 16-2）。肝内胆管未见扩张，肝外胆管宽 0.3 cm，门静脉宽 1.3 cm，门静脉主干及右支内可见低回声。脾脏：肋间厚 3.4 cm，脾长 12.3 cm，回声均匀。

9 月 7 日心脏超声：各心腔内径在正常范围内。各室壁厚度及运动正常。各瓣膜形态及运动未见异常。CDFI：各瓣膜口未见明显反流信号。主动脉、肺动脉未见异常。PW：舒张期二尖瓣口血流速度 E 峰＜ A 峰。下腔静脉延续至右房处可见实性回声，范围 3.0 cm×2.0 cm（图 16-3）。

9 月 8 日床旁心脏超声：右心增大（右房 4.6 cm×4.9 cm 大小，右室横径 4.9 cm）（图 16-4），余心腔内径在正常范围。室间隔受压，呈 "D" 形改变（图 16-5），余室壁厚度及运动正常。各瓣叶形态未见异常。CDFI：收缩期三尖瓣房侧见少量反流信号。TRV_{max}：261 cm/s。PG：27 mmHg。TI 法估测 SPAP：35 mmHg。PW：舒张期二尖瓣口血流速度 A 峰＞ E 峰。主动脉内径正常，肺动脉增宽（内径 2.7 cm）。下腔静脉内可见低回声，原右房内低回声缺失（图 16-6）。

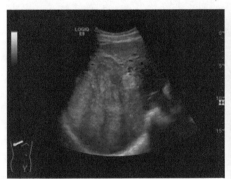

图 16-1　肝右叶可见低回声团，
10.3 cm×9.4 cm 大小

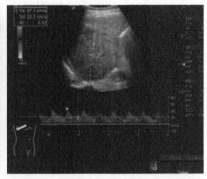

图 16-2　肝内占位，PSV 47 cm/s，
RI=0.52

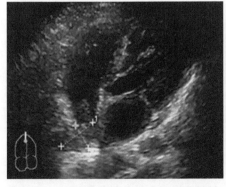

图 16-3　下腔静脉及右心房可见连续性
中低回声团，四腔心比例尚可

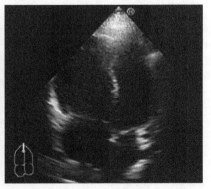

图 16-4　右心增大

笔记

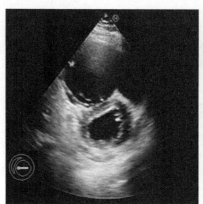
图 16-5 室间隔受压，呈 "D" 形改变

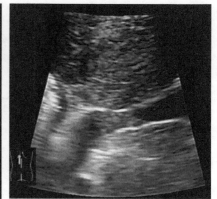
图 16-6 下腔静脉内可见中低回声，中低回声延续至右心房部分缺失

【超声诊断】

9 月 7 日腹部超声诊断意见：肝内实性占位（考虑恶性），肝硬化，脾大，门静脉主干及右支栓塞（考虑癌栓）。

9 月 7 日心脏超声诊断意见：下腔静脉至右心房中低回声（考虑癌栓）。

9 月 8 日床旁心脏超声诊断意见：下腔静脉中低回声（考虑癌栓），急性肺栓塞可能（考虑右心房癌栓脱落导致），肺动脉高压，右心增大，肺动脉稍宽。

本病诊断：原发性肝癌合并下腔静脉 – 右心房转移及肺栓塞。

【诊断要点】

（1）肝内恶性肿瘤：肝内实性低回声，类圆形，边界不清，内部可见动脉血流。

（2）肝静脉 – 下腔静脉 – 右心房转移：肝内恶性肿瘤与肝静脉相邻，分界不清，肝静脉 – 下腔静脉 – 右心房内出现连续性低回声（癌栓）。

（3）肺栓塞的超声表现：直接征象为癌栓边缘出现缺损；间接征象为右心增大、肺动脉增宽、室间隔受压左移。

【鉴别诊断】

本病例还应注意与以下疾病相鉴别。

（1）黏液瘤：黏液瘤常借助一蒂附着于房间隔左房面的卵圆窝边缘。四腔心切面可较为清楚地显示蒂的附着部位。黏液瘤蒂部可长可短，蒂茎为 0.2 ～ 0.5 cm。因有蒂连接，故在心脏舒缩时可上下移动。舒张期左房黏液瘤可下移到二尖瓣口，甚至穿过二尖瓣口到达左室，造成二尖瓣口阻塞，收缩期则回归左房。

（2）血栓：心房内血栓大部分位于左心房，左房血栓多数附着于左房后壁及侧壁，左心耳血栓也较为常见。血栓呈楔形充满于心耳内，也可有不规则形。血栓基底部较宽，附着面大，游离面较小；多为椭圆形，亦可有不规则突起；表面光滑或不规则，形状不随心脏收缩与舒张而改变。

知识扩展

原发性肝癌是目前我国第 4 位常见恶性肿瘤及第 2 位肿瘤致死病因，严重威胁着我国人民的生命和健康。在我国，肝癌高危人群主要包括乙型肝炎病毒和（或）丙型肝炎病毒感染。原发性肝癌合并肺栓塞十分罕见，在 PubMed 数据库中，1962—2020 年共检索到 27 篇文献 27 例本病患者，年龄在 16 ～ 83 岁，85% 的患者为男性。本病的基础疾病中，乙肝、丙肝占 48.1%。首发症状中，肺栓塞占 44.4%，肝癌占 25.9%，肝癌加肺栓塞占 11.1%。肿瘤癌栓或血栓 37% 累及下腔静脉，40.7% 累及右心房，3.7% 累及右心室，但只有 18.5% 的人合并肺动脉高压，63% 没有肺动脉高压。本病治疗方法包括肝切除术、经导管动脉化疗栓塞和索拉非尼。无治疗患者的

111

中位生存期为 2～4 个月，化疗联合索拉非尼的中位生存期为 10 个月，而经导管动脉化疗栓塞伴或不伴放疗患者的中位生存期为 9.2 个月。手术取栓联合肝切除术是唯一可能实现肿瘤完全切除的根治性治疗方法。Inoue 对相关文献进行了回顾，发现 19 例因肝细胞癌癌栓延伸至右心房行根治性切除术的患者，术后中位生存期为 11 个月，最长可达 56 个月。Kurahashi 报道了一例肝细胞癌扩展至右心房的患者，经导管动脉化疗栓塞治疗后进行了根治手术，该患者术后 6 年无相关并发症。

国外有学者对 439 例肝细胞癌累及右心房的病例的研究中发现所有患者都有下腔静脉侵犯，笔者研究同时发现原发性肝癌患者中，肝静脉 - 下腔静脉 - 右心房或下腔静脉 - 右心房连续性癌栓是本病最重要的超声表现。当原发性肝癌右心房转移，患者超声心动图出现右心增大及室间隔左移等右心压力负荷增加征象，尤其是右房内癌栓出现局部缺损，应高度怀疑癌栓脱落导致急性肺栓塞。超声对这些疾病均可以做出明确的诊断或提示。

张瑶教授病例点评

本病为原发性肝癌合并下腔静脉 - 右心房转移，最后出现了肺栓塞的情况。这种病例并不多见，但是给了我们很重要的警示作用。一旦发现原发性肝癌合并下腔静脉栓塞，一定要提醒临床注意，上报危急值，为临床抢救争取时间，为家属充分交代病情提供依据。另外，在肝脏超声扫查的过程中，观察肝静脉和下腔静脉的走行、管腔内的回声及血流信号至关重要。

【参考文献】

1. ZHOU M, WANG H, ZENG X, et al. Mortality, morbidity, and risk fact ors in China and its provinces, 1990-2017: a systematicanaly sis for the global burden of disease study 2017. Lancet, 2019, 394 (10204): 1145-1158.

2. 王连双, 张瑶, 单涛, 等. 19 例原发性肝癌心脏转移患者超声特征表现和预后分析. 实用肝脏病杂志, 2022, 25 (2): 271-274.

（王连双　整理）

病例 17　乙肝肝硬化合并肝肺综合征

病历摘要

　　患者，女性，51 岁，25 年前产检时发现 HBsAg（＋），出现身目黄染，予茵栀黄等对症治疗后好转出院。后间断复查，转氨酶均波动在 100 U/L 左右，2003 年开始在当地坚持口服中药治疗。2005 年加用拉米夫定口服抗病毒，服用 2 年后自行停药。2008—2017 年未行抗病毒治疗。2016 年因腹胀、尿少、咳嗽、喘憋就诊于当地医院，诊断为肝硬化、腹水，予对症治疗后好转出院。2017 年开始口服恩替卡韦抗病毒至今。本次因腹胀、尿少、咳嗽、喘憋加重入院。入院诊断乙型肝炎肝硬化失代偿期、脾大、腹水、低氧血症、低蛋白血症、食管静脉曲张（重度），肝肺综合征？为寻找低氧血症的病因行右心声学造影，诊断肝肺综合征成立，进行对症治疗后低氧血症缓解。经保肝、抗病毒、利尿、退黄等治疗后好转出院。

【基本信息】

主诉：因腹胀、尿少、咳嗽、喘憋加重入院。

临床表现：步行入院，慢性病容，全身皮肤黏膜轻度黄染，口唇未见明显发绀，肢端可见轻度发绀，肝掌可疑，蜘蛛痣可疑，未见瘀点、瘀斑及皮下出血，双肺呼吸音粗，未闻及干湿啰音和胸膜摩擦音。心率 68 次 / 分，心律齐，腹部饱满，全腹无压痛及反跳痛，移动性浊音阳性。患者由仰卧位换成直立位后呼吸困难加重，吸氧后可缓解。

【辅助检查】

1. 实验室检查

血常规：WBC 2.20×10^9/L，HGB 92.0 g/L，PLT 53.0×10^9/L。

肝功能：TBIL 29.4 μmol/L，DBIL 14.2 μmol/L，ALT 13.9 U/L，AST 20.5 U/L。

手指血氧饱和度：直立位时 74%，平卧位时 83%。

动脉血气：pH 7.41，P（A-a）O_2 35 mmHg（1 mmHg=0.133 kPa）。

2. 影像学检查

胸部 CT 平扫：双肺多发微结节。

MRI 平扫及增强扫描：肝硬化、脾大、腹水、门静脉不全栓塞。

3. 胃镜检查

食管静脉曲张（重度）。

【超声影像】

腹部超声：肝脏体积缩小，左右叶比例失常，肝被膜起伏不平，肝实质回声明显增粗、不均，呈结节样改变，肝内外胆管未见增宽，门静脉主干宽约 1.5 cm，内见部分低回声，CDFI 可见血流充盈缺损。胆囊大小正常，壁毛糙增厚，厚约 0.6 cm，腔内透声可。胰腺回声均匀，未见肿大。脾脏肋间厚 5.4 cm，脾长 16.6 cm，回声均匀。肝前可见积液，深约 2.3 cm，盆腔积液最大范围约 4.5 cm × 5.6 cm。

常规超声心动图：心内结构、功能未见明显异常。

右心声学造影：经左臂正中静脉，快速推注维生素 B_6 与碳酸氢钠注射液混合液，右房、右室顺序显影可见多量微泡，在右房开始出现微泡 5 个心动周期后左房、左室开始出现微泡（图 17-1），左房、左室内微泡持续显影约 203 秒完全消失（图 17-2）。显影过程中微泡

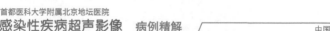

最密集时超声切面微泡数目大于 100 个（图 17-3）。造影过程中患者未诉不适。

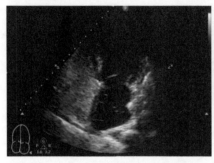

图 17-1　右心声学造影，右心显影 5 个心动周期后左房内开始出现微泡

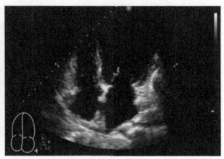

图 17-2　右心显影后 203 秒心腔内微泡完全清除

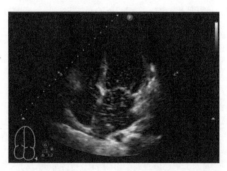

图 17-3　右心显影后 16 秒左房内微泡达到最强浓度

【超声诊断】

（1）肝硬化、脾大、腹水、门静脉高压并门静脉血栓、胆囊壁毛糙增厚。

（2）右心声学造影可见左房、左室在右房显影 5 个心动周期后开始显影，提示存在肺循环水平分流。

【诊断要点】

（1）肝脏形态失常，左右叶比例失调，肝实质回声增粗呈结节状皆是肝硬化假小叶形成的超声表现，合并腹水、门静脉高压及门静脉血栓说明肝硬化进入了失代偿期。

（2）常规超声心动图心脏结构未见异常。右心声学造影可见左房、左室显影，且出现于右心显影第 5 个心动周期后，证明肺循环水平而非房间隔水平存在分流。

（3）动脉血气结果异常：肺泡–动脉血氧梯度 35 mmHg。

以上这 3 条，完全符合 2016 年国际肝移植学会制定的《肝肺综合征与门脉性肺动脉高压的诊断与管理实践指南》推荐的肝肺综合征诊断标准，其中右心声学造影是诊断的关键。

【鉴别诊断】

本病例还应注意与卵圆孔未闭及小的房间隔缺损鉴别。① CDFI：两者在彩色多普勒超声模式下有可能见到右向左的分流彩色血流信号。②右心声学造影：可观察到持续或短暂性右向左分流即右心显影后 3 个心动周期内左心内出现微泡，证实为卵圆孔未闭或房间隔缺损；进一步根据分流起源部位确定是卵圆孔未闭抑或房间隔缺损。如果静息状态、Valsalva 动作下左心微泡显影时间均出现在 3 ～ 5 个心动周期后多考虑为肺循环水平的分流，左心显影开始时间是鉴别诊断的要点。

知识扩展

肝肺综合征（hepato-pulmonary syndrome，HPS）是以慢性进展性肝病、严重低氧血症及广泛肺内毛细血管扩张为特征的综合征，多见于各种肝硬化患者，肺内血管扩张可引起氧合异常及一系列病理生理变化。HPS 患者可有发绀、明显杵状指、呼吸困难、平卧呼吸（端坐位时的呼吸困难在躺平后缓解）等症状，还存在高动力循环状态，但因其表现不具有特异性，经常被误诊为肺间质性病变、肺部感染、哮喘、心力衰竭等，临床漏诊率和误诊率较高，常规影像检查难以发现 HPS 肺内的毛细血管扩张，右心声学造影是发现此类疾病的主要诊断方法。利用维生素 B_6 与碳酸氢钠混合液作为微泡造影剂，经外周静脉注射即为右心声学造影，由于两者混合产生的 CO_2 微泡直径较大不能通过正常的肺循环，在肺循环中被过滤掉或者交换耗尽，所以仅使右心显影，左心不会显影。当肺内毛细血管扩张时微泡会经过扩张的毛细血管直接进入肺静脉，从而使左心显影。2016 年国际肝移植学会制定的《肝肺综合征与门脉性肺动脉高压的诊断与管理实践指南》推荐 HPS 诊断标准：肝脏疾病（通常是肝硬化合并门静脉高压）；右心声学造影阳性；动脉血气结果异常，即肺泡 – 动脉血氧梯度 ≥ 15 mmHg（年龄 > 64 岁，肺泡 – 动脉血氧梯度 > 20 mmHg）。以观察左心腔内是否出现微泡来判断是否存在心腔内或者肺内分流的方法，因无须使用常规的造影剂，在肝硬化患者中使用无肾损伤的风险，为肝肺综合征提供了关键证据。

王雪梅教授病例点评

HPS 典型症状包括劳力性呼吸困难或静息时呼吸困难，因其表现不具有特异性，不易与肺部疾病鉴别，临床漏诊率和误诊率较高。因此，若肝硬化门静脉高压患者出现呼吸困难应考虑到 HPS 的可能，及时进行右心声学造影，为临床提供诊断依据。右心声学造影作为 HPS 的主要诊断方法，具有以下优点：①造影剂安全，副作用小；②操作简单，易掌握，床旁经胸超声心动图即可完成；③作为一种无创性检查方法且检查费用低，患者易于接受。

【参考文献】

1. 潘国栋，侯斐，张瑶，等．右心声学造影在肝硬化患者肺内血管分流评价中的应用．肝脏，2021，26（9）：972-976.

2. KROWKA M J，FALLON M B，KAWUT S M，et al. International liver transplant society practice guidelines：diagnosisand and management of hepatopulmonary syndrome and portopulmonary hypertension. Transplantation，2016，100（7）：1440-1452.

（潘国栋　整理）

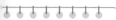

病例 18　乙肝肝硬化合并重度食管胃底静脉曲张

病历摘要

　　患者，男性，43 岁，有乙肝病史，考虑为母婴传播感染乙肝。2009 年发现 HBsAg 阳性，曾化验提示肝功能轻度异常，HBV-DNA 低滴度，有脾功能亢进，腹部影像学提示肝硬化、脾大，肝内弥漫再生结节形成，部分为异型增生结节，诊断为活动性乙型肝炎肝硬化失代偿期，予抗病毒、保肝并配合升白细胞药物治疗，定期监测肝功能、病毒载量及肝内结节情况。2021 年 1 月发生上消化道大出血，于当地医院予以止血、胃镜硬化治疗。患者仍间断肝区不适，伴轻度乏力，遂来我院全面复查。腹部超声示肝硬化，脾大，门静脉高压血流改变，侧支循环建立，脾静脉增宽，腹水，肝内多发结节；腹部增强 CT＋门静脉 CT 三维重建：肝内动脉期多发小斑片状强化，肝硬化，脾大，食管下段及胃底静脉曲张；无痛胃镜提示 G-E-2-2，F2，食管胃底静脉曲张重度，给予内镜下止血处理，行食管胃底静脉曲张精准断流术。1 周后再次行无痛胃镜提示 G-E-2-2，F1，食管胃底静脉曲张轻度，给予内镜下止血处理，行食管胃底静脉曲张精准断流术＋食管曲张静脉硬化治疗。患者病情稳定出院。

【基本信息】

主诉：发现 HBsAg 阳性 11 年，间断肝区不适 10 余年。

临床表现：2021 年 1 月患者进食后出现大量呕血、黑便，伴乏力、头晕、晕厥，于当地医院行止血、胃镜硬化治疗后，仍间断肝区不适，伴轻度乏力，营养中等，慢性病容。皮肤、巩膜无黄染，全腹无压痛及反跳痛，腹部未触及肿块。双下肢无水肿。

流行病学史：否认不洁饮食史，否认输血史。有乙肝患者密切接触史，母亲有乙肝肝硬化，弟弟有乙肝。

既往史：2013 年 10 月诊断为活动性乙型肝炎肝硬化代偿期，食管胃底静脉曲张；2018 年 10 月诊断为活动性乙型肝炎肝硬化失代偿期，食管胃底静脉曲张，脾功能亢进。

【辅助检查】

1. 实验室检查

乙肝系列：HBsAg 86.06 IU/mL，HBeAg（-），Anti-HBe（+），Anti-HBc（+），HBV-DNA ＜ 20 IU/mL。

肝功能：ALT 28.7 U/L，AST 25.2 U/L，TBIL 13.0 μmol/L，DBIL 5.3 μmol/L，ALP 63.3 U/L，LDH 112.8 U/L，CRP 0.1 mg/L

全血细胞分析：WBC 1.86×10^9/L，NE% 78.90%，HGB 107.0 g/L，PLT 58.0×10^9/L。

肿瘤系列：AFP 1.41 ng/mL，CA19-9 8.0 U/mL，CEA 0.9 ng/mL。

凝血功能：PT 14.2 秒，PTA 68.0%，INR 1.31。

Anti-HCV、自身免疫性抗体均阴性。

2. 影像学检查

腹部增强 CT+ 门静脉 CT 三维重建：肝内动脉期多发小斑片状强化，血供分布不均？肝硬化、脾大；食管下段及胃底静脉曲张，胆囊壁水肿。

3. 内镜检查

无痛胃镜：G-E-2-2，F2，食管胃底静脉曲张重度，给予内镜下

止血处理，行食管胃底静脉曲张精准断流术，建议 1 周后复查。1 周后再次行无痛胃镜提示 G-E-2-2，F1，食管胃底静脉曲张轻度，给予内镜下止血处理，行食管胃底静脉曲张精准断流术＋食管曲张静脉硬化治疗。

【超声影像】

肝脏：大小尚可，形态欠规则，肝表面不光滑，肝内回声较增强，较粗糙，分布不均质（图 18-1），肝右后叶可见低回声，大小约为 2.0 cm×1.6 cm 及 1.6 cm×1.4 cm，边界欠清，CDFI 显示可见少许静脉血流信号；肝内、外胆管未见扩张；门静脉系统内径：左支矢状部 1.0 cm，右支起始部 1.3 cm，门静脉主干 1.6 cm（图 18-1），其内透声可，CDFI 显示血流充盈尚可，PKV 为 9.9 cm/s，频谱入肝血流，脐静脉开放。

胆囊：大小正常，壁厚 0.8 cm，双边，腔内透声可（图 18-1）。

脾脏：肋间厚 6.3 cm，长 18.2 cm，回声均匀，脾门处脾静脉宽 1.3 cm。

腹腔可见游离无回声区，深约 1.8 cm。

二维剪切波弹性成像（two-deminsional shear wave elastography，2D-SWE）测量肝硬度值（liver stiffness measurement，LSM）：9.5 kPa（图 18-2）。

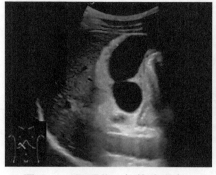
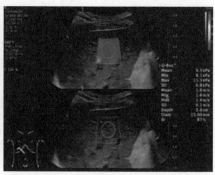

图 18-1 肝硬化，门静脉增宽，
胆囊壁增厚、双边

图 18-2 2D-SWE：LSM 9.5 kPa

笔记

2D-SWE 测量脾硬度值（spleen stiffness measurement，SSM）：49.0 kPa（图 18-3）。

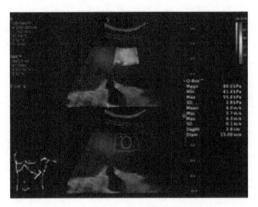

图 18-3　2D-SWE：SSM 49.0 kPa

【超声诊断】

（1）肝硬化，肝内多发结节（倾向再生结节），脾大。

（2）门静脉高压血流改变，侧支循环建立，脾静脉增宽。

（3）腹水。

（4）胆囊壁增厚、双边。

【诊断要点】

（1）常规超声检查，肝硬化、脾大、腹水。

（2）门静脉系统：门静脉增宽、脐静脉开放、脾静脉增宽。

（3）本科室研究发现，在乙肝肝硬化患者中 SSM ≥ 43.5 kPa，89.9% 的患者可能存在高危食管静脉曲张，本例病例的 SSM 为 49.0 kPa。

（4）血常规：红细胞、血小板降低。

【鉴别诊断】

本病例还应与各种原因引起的肝硬化相鉴别。

（1）丙肝肝硬化：超声上两者不易区分，早期肝轻度肿大，中晚期萎缩，左右叶比例失调，肝表面不光滑，呈细小凹凸状或锯齿状，肝内回声增粗、不均，可呈偏高的细小网状或结节状改变。丙肝肝硬化患者既往可能有手术输血史等，应尽快做病原学检测，确定病原体。

（2）酒精性肝硬化：超声示肝脏形态饱满，肝内回声弥漫性增强、密集，后方回声衰减，既往有长期较大量嗜酒史，有酒精性肝炎史。

（3）自身免疫性肝硬化：超声可见门静脉壁增厚，周围低回声带，女性好发，实验室检查自身抗体阳性，反复出现肝炎。

📋 知识扩展

门静脉高压（portal hypertension，PH）是肝硬化的常见并发症，约 50% 的肝硬化患者存在食管静脉曲张（esophageal varices，EV），食管胃静脉曲张破裂出血（esophagogastric variceal bleeding，EVB）是乙肝肝硬化患者的严重并发症和致死因素。上消化道内镜（upper gastrointestinal endoscop，UGE）是评价 EV 的"金标准"，可清晰显示静脉曲张的部位及程度等，但 UGE 为有创操作、存在并发症，不利于筛查、随访，因此，寻求可靠的、非侵入性 EV 诊断方法成为研究热点。2D-SWE 是目前中华医学会指南推荐的无创检查。

2D-SWE 通过测量 LSM 评估肝纤维化及肝硬化程度进而反映 PH 情况。据研究，单一的 LSM 准确度低，不适于诊断高危食管静脉曲张，可能与肝脏炎症、肝淤血、淤胆等多因素有关。既往研究显示肝硬化早期，LSM 与 PH 相关性较好，此期影响 PH 的主要因素是肝纤维化程度；肝硬化后期，PH 同时受肝纤维化程度及增加的门静脉血流量影响，此期 LSM 与 PH 的相关性不显著。而脾脏与门静脉系统相通，肝硬化及门静脉高压可继发脾脏充血、肿大，脾动脉和静脉的结构改变和血液潴留最终导致实质纤维化，多项研究显示 SSM 在诊断高危食管静脉曲张方面较 LSM 有更高的诊断效能，本科室研究发现，当 SSM ≥ 43.5 kPa 时，89.9% 的患者可能存在高危食管静脉曲张，需行 UGE 并预防性治疗，当 SSM < 43.5 kPa 时，86.0% 的患者可排除 HREV 无须 UGE 检查，只需定期观察 SSM。脾淤血、充血及组织增生、纤维化引起的 SSM 变化可更好地反映 PH，亦不受肝脏炎症、淤胆等影响。

2D-SWE 检查无创、易操作，对于评估乙肝肝硬化患者是否存在 HREV 有很高的诊断价值，目前样本量较少，病种单一，尚需更多研究加以证实并细化。

王雪梅教授病例点评

肝硬化门静脉高压患者合并食管静脉曲张破裂出血发病急，病死率高，重度静脉曲张出血的年发生率高达 15% ～ 30%，患者 6 周内的总病死率高达 20% ～ 50%。临床上及时对 EV 患者进行风险分层、筛查高出血风险、定时监测病情变化对控制病情和改善预后至关重要。目前临床诊断 EV 的"金标准"为胃镜检查，但作为一种有创检查，不利于患者筛查及长期随访，近年来无创性评估 EV 的方法成为研究热点，2D-SWE 技术可以通过测量患者肝脾硬度来评估患者 EV 的风险程度，为临床提供了一种无创性的评估方法，尤其是对于因各种原因暂不能行胃镜检查的患者，可以为食道胃底静脉状况的评估提供一定的诊断依据。但此项检查手段目前处在研究阶段，尚无明确诊断阈值，仍需进一步深入探究。

125

【参考文献】

1. 中华医学会超声医学分会介入超声学组弹性成像评估肝纤维化专家组.二维剪切波弹性成像评估慢性乙型肝炎肝纤维化临床应用指南.中华超声影像学杂志，2017，26（11）：921-927.

（于静　整理）

笔记

第四章
寄生虫感染性疾病超声影像解析

病例 19 肝包虫病

病历摘要

患者，男性，51 岁，门诊以"肝占位"于 2019 年 2 月 18 日收入院。于外院行腹部 CT 提示肝脏巨大占位。我院查体示患者腹部平坦，全腹无压痛及反跳痛，右侧肝区下可触及肿块，质软，边界清楚，无明显触痛，右锁骨中线肋下 7 cm 可触及。结合流行病学史、临床表现、血抗包虫抗体检验、典型的超声影像学及 CT 影像学表现，考虑患者为肝包虫病。患者行全麻下肝包虫外囊完整剥除术，术后患者恢复良好。

【基本信息】

主诉：腹痛8天，发现肝囊肿3天。

临床表现：患者8天前无明显诱因右侧季肋区疼痛，为持续性隐痛，咳嗽时可加剧，无放射痛，无头痛、头晕，无恶心、呕吐，无发热、寒战，无尿频、尿急、尿痛等，患者自发病以来，饮食可，大小便正常，体重及体力无变化。右侧肝区下可触及肿块，质软，边界清楚，无明显触痛，右锁骨中线肋下7 cm可触及。余未见异常。

流行病学史：否认牛羊动物接触史，无不洁饮食史。

既往史：平素健康状况一般，20余年前因车祸行肋骨骨折、盆骨骨折手术及左肾、脾脏切除术，既往有输血史。否认高血压、冠心病、糖尿病病史，否认其他传染病病史，否认食物、药物过敏史。

个人及婚育史：生于北京市，疫区居住史（青海玉树），无冶游史，吸烟30余年，20支/天，未戒烟，否认饮酒史，未婚，无子女。

入院诊断：肝包虫病，左肾切除术后，脾脏切除术后。

【辅助检查】

1. 实验室检查

血常规：WBC 4.48×10^9/L，NE% 52.60，NE 2.36×10^9/L，LY% 33.32，LY 1.49×10^9/L，HGB 109.6 g/L，PLT 87.2×10^9/L，MO% 12.51，PCT 0.15 ng/mL。

生化：ALT 33.2 U/L，AST 33.2 U/L，TBIL 14.8 μmol/L，LDH 151 U/L，ALP 75 U/L，Anti-HCV 15.37 s/CO，HCV-RNA 4.38×10^5 IU/mL，CRP 7.2 mg/L。

肿瘤系列：AFP 5.3 ng/mL，CEA 5 ng/mL，CA19-9 36.1 U/mL，CA15-3 7.5 U/mL。

凝血组合：PT 13.6 秒，PTA 80%，INR 1.26。

血抗包虫病抗体：阳性。

2. 影像学检查

腹部增强 CT：肝脏多发厚壁囊性灶，部分囊腔内并子囊及条带影，考虑肝包虫病。

头颅 MRI：颅内各脑结构显示清晰，未见明确异常信号灶。

胸部 CT：双肺少许炎症；右肺下叶胸膜下微结节，考虑炎性结节。

【超声影像】

肝脏体积增大，肝内可见多个囊性肿块，最大 14.2 cm × 14.9 cm，壁厚，部分囊呈双壁征（图 19-1），左肝囊内见多个子囊（图 19-2），高频超声显示多发子囊及囊砂，呈"蜂窝状"（图 19-3），部分囊腔内并子囊及条带影（图 19-4），囊边界清，形态规则，后方回声增强，内部未见血流信号（图 19-5）。

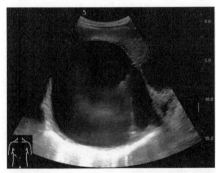
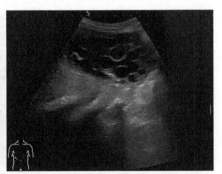

图 19-1　肝内可见多个囊性肿块，最大 14.2 cm×14.9 cm，壁厚，部分囊呈双壁征

图 19-2　左肝囊内见多个子囊，呈"囊中囊"

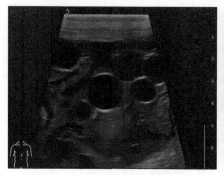

图 19-3 多发子囊及囊砂，
呈"蜂窝状"

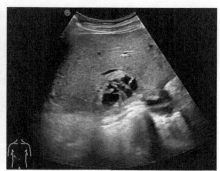

图 19-4 厚壁囊伴条带回声

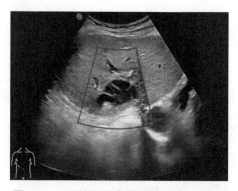

图 19-5 厚壁囊伴条带回声内未见血流

【超声诊断】

肝包虫病。

【诊断要点】

肝包虫病具有典型的超声表现：肝包虫生长过程中囊壁逐渐增厚呈"双壁征"；多子囊型的独有特征表现为"囊中囊"。

【病理诊断】

纤维结缔组织构成左、右肝包虫囊肿的囊壁，可见大量增生的小血管及纤维素性坏死，并见大量混合炎细胞浸润，以嗜酸性粒细胞为主；囊内容物为粉染无定形物，并见散在分布的细利棘球蚴。符合肝包虫病。特殊染色结果：PAS（＋）（图 19-6、图 19-7）。

笔记

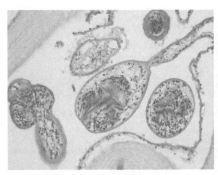
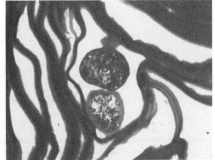

图 19-6　HE 染色，×40　　　　　图 19-7　PAS 染色，×400

【鉴别诊断】

本病例还应注意与以下疾病相鉴别。

（1）单纯肝囊肿：单纯肝囊肿壁薄、光滑；"双壁征"是肝包虫病的特征性表现，囊壁厚，两层囊壁之间有一层低回声带，是与肝囊肿的重要鉴别点。

（2）肝脓肿：脓肿形成的不同时期，其声像图表现不同，超声表现大多囊壁厚而不规则，边界不清，囊内透声差。肝脓肿临床多有高热，实验室检查可见 WBC、NE、CRP、PCT 等感染指标明显升高。

（3）肝血管瘤：肝血管瘤边界清楚、形态规则，内部呈典型的"筛网状"结构。

（4）肝癌：患者常有病毒性肝炎或长期大量饮酒史等病因，AFP可增高，多数肝癌结节呈实性，边界清或不清，内部呈低回声，可探及不规则血流信号。包虫囊肿实变表现形态规则，边界清晰，内部呈强弱相间的"脑回征"，无彩色血流信号。

除声像图特征外，患者的流行病学史及血清学检查结果是本病关键的鉴别诊断依据。

【治疗】

患者入院后给予阿苯达唑抗包虫治疗，于3月15日全麻下行肝包虫外囊完整剥除术，术后抗过敏治疗，患者恢复良好（图19-8）。

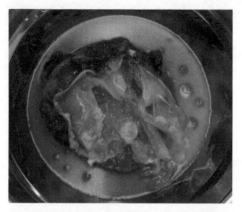

图 19-8　肝包虫切除后大体标本，包虫囊呈双层厚壁，
囊内见黄色囊液及多发子囊

知识扩展

肝包虫病是一种地方性、流行性人畜共患寄生虫病，多见于牧区，由肝包虫虫卵经粪—口途径侵入肝脏寄生所致。肝包虫病主要分为囊型、泡型，前者由细粒棘球绦虫的虫卵感染所致细粒棘球蚴病，后者为多房型棘球绦虫或多房泡球绦虫虫卵感染所致的多房棘球蚴病，其中以囊型肝包虫病多见。

超声检查在肝包虫病的诊断和分型中具有重要的意义，为首选检查方式。根据WHO肝包虫囊肿超声分类，将其分为CE1型（单囊型）、CE2型（多囊型）、CE3a型（内囊破裂型）、CE3b型（多子囊型）、CE4型（实性改变型）及CE5型（钙化型）6种。其中CE1型、CE2型具有活性；CE3a型、CE3b型具有活性，但活力较弱；CE4型及CE5型无活性，属于死亡包虫。

笔记

不同分型的肝包虫的超声表现不同，CE1 型：表现为肝内囊性病变，可见"双壁征"；囊内可见点状强回声，为"飘雪征"；CE2 型：囊内有多个圆形或类圆形囊状结构，囊内分隔纤细，形成"玫瑰花结征"或"蜂窝征"；CE3a 型：外囊和内囊分离，囊壁漂浮在囊液中，表现为"飘带征"或"水中百合花征"；CE3b 型：在母囊暗区内见多个较小的球形无回声，可见花瓣形分隔的"年轮征"或"蜂窝征"；CE4 型：变性的囊呈高回声、低回声或杂乱回声，可见回声强弱相间的"脑回征"（图 19-9）；CE5 型：囊内回声增高、不均匀，囊壁钙化，并伴宽大声影及侧壁声影（图 19-10）。

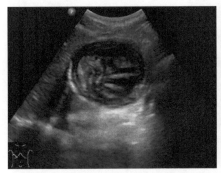
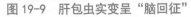
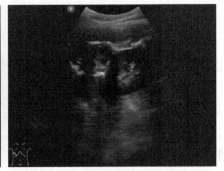

图 19-9　肝包虫实变呈"脑回征"　　　图 19-10　肝包虫囊内回声增高、
　　　　　　　　　　　　　　　　　　　　　　　　　　囊壁钙化

外科手术治疗是肝包虫病的首选治疗方式。有研究显示超声引导下经皮肝穿刺抽液加聚桂醇硬化治疗肝包虫囊肿疗效显著，患者耐受性好，不良反应少，是一种安全、有效、可靠的方法。郭建琴等报道超声引导下微波消融术治疗早期泡型肝包虫病能达到满意效果，其较手术切除具有术后恢复快、住院周期短、住院费用低等优点。介入超声在肝包虫病治疗中可发挥重要作用。

张瑶教授病例点评

　　肝包虫病诊断并不困难，其超声表现虽然具有特异性，但在诊断时一定要结合流行病学史和疫区生活史，以及实验室化验指标。本病例具有典型的"双壁征"和"蜂窝征"，根据这些超声表现，将其列为 CE1 和 CE2 混合型，说明本病例具有包虫活性，为诊断与治疗，尤其是选择手术方式提供了重要依据。

【参考文献】

1. 中国医师协会外科医师分会包虫病外科专业委员会. 肝两型包虫病诊断与治疗专家共识（2019 版）. 中华消化外科杂志，2019，18（8）：711-721.

2. 华国勇，沈海林，张玉英，等. 肝包虫囊肿超声介入聚桂醇硬化治疗的临床应用. 影像诊断与介入放射学，2016，25（4）：331-334.

3. 顾贤波，王志鑫，樊海宁，等. 超声引导下微波消融与手术切除治疗早期泡型肝包虫病疗效对比. 介入放射学杂志，2019，8（12）：1151-1155.

（杨学平　整理）

笔记

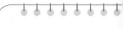

病例 20　血吸虫性肝硬化

病历摘要

　　患者，男性，43 岁，2014 年 9 月由门诊以"血吸虫肝硬化"收入院。2013 年 11 月当地医院肠镜检查病理回报：黏膜慢性炎症伴钙化血吸虫虫卵沉积。本次入院超声提示血吸虫性肝硬化，查体未见明显异常。结合患者既往病史、PETCT 检查、肠镜检查、腹部超声检查结果，诊断患者为血吸虫性肝硬化。入院后予保肝、通便等对症治疗后，病情好转出院。

　　【基本信息】

　　主诉：发现血吸虫性肝病 30 余年，右腹部隐痛不适 3 年余。

　　临床表现：发现血吸虫性肝病 30 余年，目前已进展至肝硬化阶段，定期复查肝功能正常，无脾亢等。近 3 年右侧腹胀、腹痛，伴有习惯性便秘，无放射痛，无头痛、头晕，无恶心、呕吐，无发热、寒战，无尿频、尿急、尿痛等，患者自发病以来，饮食可，大小便正常，体重及体力无变化。双下肢无水肿。

　　流行病学史：无地方病或传染病疫区居住史。否认经常外出就餐，无输血及血制品运用史，无传染病患者密切接触史，无外出旅游史，无牛羊动物接触史。

　　既往史：发现血吸虫肝病 30 余年，目前进展至肝硬化阶段。否认高血压、冠心病、糖尿病病史，否认其他传染病病史，否认食物、药物过敏史，否认手术、外伤史。

　　入院诊断：血吸虫肝硬化、血吸虫肠病、慢性便秘。

【辅助检查】

1. 实验室检查

血常规、肝功能、肿瘤系列未见明显异常。乙肝表面抗原阴性。丙肝抗体阴性。HIV 抗体阴性。梅毒抗体阴性。

2. 内镜及病理检查

2013 年 11 月肠镜病理回报：黏膜慢性炎症伴钙化血吸虫虫卵沉积。

胶囊内镜：慢性浅表性胃炎；小肠、结肠未见明显异常。

3. 影像学检查

2014 年 6 月当地医院腹部彩超提示血吸虫性肝病。

2014 年 8 月外院 PETCT 检查提示：血吸虫肝硬化、血吸虫肠病。

胸片：心肺未见明显异常。

【超声影像】

肝脏形态大小尚可，肝包膜稍增厚（图 20-1），肝实质回声增粗、增强，分布不均匀，局部减弱，肝内可见多发点状中强回声（图 20-2），呈"地图样"改变（图 20-3），肝静脉走行尚清，门静脉宽度为 1.1 cm。脾脏肋间厚径为 4.4 cm，长径为 13.3 cm，回声均匀（图 20-4）。

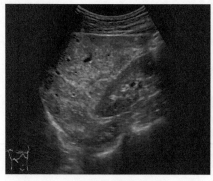

图 20-1 肝右叶包膜稍增厚，分布不均匀

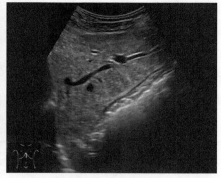

图 20-2 肝左叶实质回声增粗，内见多发点状中强回声，肝静脉走行尚清

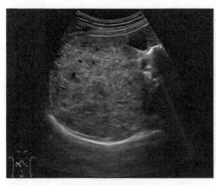
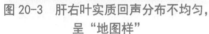
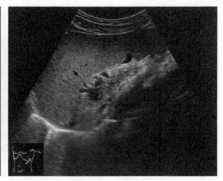

图 20-3　肝右叶实质回声分布不均匀，　　　图 20-4　脾脏增大
　　　　　　呈"地图样"

【超声诊断】

肝弥漫性病变（符合血吸虫肝硬化），脾大。

【诊断要点】

肝实质回声增粗、伴点状中强回声，肝内回声呈"地图样"改变。

【鉴别诊断】

本病例还应注意与以下疾病相鉴别。

（1）药物性肝炎急性期、病毒性肝炎：急性肝炎、药物性肝炎急性期，以及急性期血吸虫肝病超声均可表现为肝脏增大，肝脏实质回声细密，后方回声增强等，若进一步发展，肝实质回声逐渐增高、增粗，回声高低分布不均。超声鉴别有困难，需结合病史、临床表现、实验室检查等。

（2）慢性病毒性肝炎、肝硬化：失代偿期肝脏体积小，可见多发低回声或高回声结节，无血吸虫肝硬化肝内纵横交错的"网格状""地图样"改变。

（3）药物性肝病：若药物性损害长期存在，则肝脏损害进一步加重，声像图上见肝大，肝回声较粗，深部回声减弱，并见弥漫性分布的短细类管道状结构为增宽的细小肝管。

（4）酒精性肝硬化：超声表现为肝体积变大，形态饱满，回声弥漫性增强、密集，可有后方回声衰减。

知识扩展

血吸虫肝病是一种以水源为主要传播源的传染病，由人体皮肤接触含有血吸虫尾蚴的疫水而感染，侵入肝脏的主要途径有两种：①尾蚴侵入人体、到达肺后，可穿出肺血管壁或穿透肺组织和横膈而入肝侵入门静脉系统；②通过肺血管经肺静脉进入体循环，经肠系膜静脉到达门静脉系统。虫卵进入门静脉系统后，肝内小血管产生炎症反应，形成肉芽肿，致肝内小血管闭塞而致血吸虫肝病。急性期有发热、肝大与压痛，腹泻或排脓血便，血中嗜酸性粒细胞显著增多；慢性期以肝纤维化、肝硬化及脾大为主。晚期以门静脉周围纤维化为主，进展为门静脉高压、巨脾与腹水。

粪检及直肠黏膜活检是最直接、最有价值的诊断方法。粪检发现虫卵或毛蚴、肠镜下肠黏膜活检发现虫卵可作为确诊依据。血清免疫学检查有助于病因学诊断。

血吸虫肝病患者超声表现肝实质回声可分为 0 ～ Ⅲ级。0 级表现为肝实质回声正常或稍增粗，仅可见稀疏的光点；Ⅰ级表现为肝脏形态大小未见明显改变，肝实质回声稍增粗、增强，分布欠均匀，部分呈"细波浪样"或"细网格样"（图 20-5）；Ⅱ级表现为肝包膜稍增厚，肝实质回声明显增粗，分布不均质，局部回声减低，部分呈"鱼鳞样"，肝静脉走行欠清，部分僵硬，门静脉管壁增厚，回声增强（图 20-6）；Ⅲ级表现为肝形态大小失去正常，包膜不光整，部

笔记

分出现右肝萎缩、左肝增大，肝实质回声增粗，可见条索状增强，呈"地图样"或弥漫性"网格样"，肝内血管纹理显示欠清，管壁增厚，回声增强（图 20-7）。

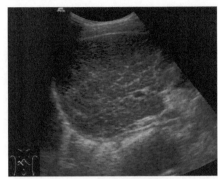 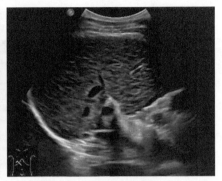

图 20-5　血吸虫肝病肝实质分级　　　　图 20-6　血吸虫肝病肝实质分级
　　　　　Ⅰ级声像　　　　　　　　　　　　　　Ⅱ级声像

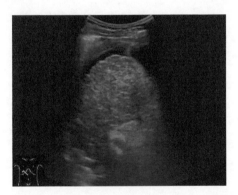

图 20-7　血吸虫肝病肝实质分级Ⅲ级声像

　　合并门静脉高压时，门静脉及其属支脾静脉、肠系膜上静脉可有不同程度的扩张，可探及血栓，可合并脾大、腹水，部分患者可合并肝癌。

　　病原治疗首选吡喹酮。一般治疗包括卧床休息，进食易消化吸收的食物，保持营养供给，注意补充蛋白质、维生素。其他方面治疗包括护肝治疗、结肠炎的治疗、对症支持治疗，积极预防和治疗并发症。

张瑶教授病例点评

本例病例为血吸虫性肝硬化，其超声声像图具有特异性，结合既往病史诊断不难。此病到了肝硬化的程度为不可逆性肝损伤，到了晚期具有失代偿期肝硬化、门静脉高压等临床表现，同样可以伴发肝癌。所以早诊断、早治疗对于血吸虫性肝病来说，尤为重要。在病变早期一定要详细询问病史、重视实验室化验指标、必要时进行直肠黏膜活检以明确诊断，及早治疗。

【参考文献】

1. 邓维成，杨镇，谢慧群，等 . 日本血吸虫病的诊治——湘鄂赣专家共识 . 中国血吸虫病防治杂志，2015，27（5）：451-456.

（杨学平 整理）

病例 21　疟疾

病历摘要

患者，男性，53 岁，发热、腹泻 1 天，体温 39 ℃，腹泻 2 次，稀黄便，食欲欠佳，患者在几内亚共和国工作 8 个月，回国 5 天，曾于 3 个月前诊断疟疾，应用药物治疗 3 天，自诉痊愈。隔离点大规模筛查中血涂片见恶性疟原虫。入院血常规：红细胞及血红蛋白降低。血涂片见疟原虫环状体。腹部超声：肝脾肿大。根据流行病学史、临床表现、病原学检查、实验室检查及影像学检查诊断为恶性疟，临床给予监测体温，碳酸氢钠碱化尿液，蒿甲醚治疗 6 天后，复查血涂片未见疟原虫，后改为口服双氢青蒿素哌喹片，连续 2 次血涂片未见疟原虫，患者出院。

【基本信息】

主诉：发现疟原虫阳性 3 天，发热、腹泻 1 天。

临床表现：发热，体温 39 ℃，腹泻 2 次，稀黄便，食欲欠佳。

流行病学史：患者几内亚共和国工作 8 个月。

既往史：患者曾于 3 个月前诊断疟疾，应用药物治疗 3 天，自诉痊愈；5 天前血涂片检查见恶性疟原虫。既往贫血，未进一步检查。

【辅助检查】

1. 实验室检查

血常规：WBC 6.4×10^9/L，NE% 39.9%，RBC 2.29×10^{12}/L，HGB 68.0 g/L，HCT 21.8%，RDW-CV 18.5%，MCHC 312 g/L，PLT 242.0×10^9/L。

血涂片（疟原虫）可见疟原虫环状体（图 21-1）。

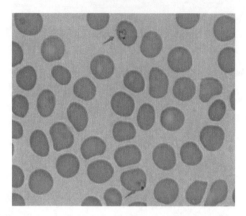

图 21-1 血涂片：红细胞内可见疟原虫环状体

2. 影像学检查

腹部 CT 平扫：腹腔内部分肠管扩张，积气。

【超声影像】

肝表面光滑，体积增大，右叶斜径为 16.9 cm，肝实质回声均质，肝内管道结构未见明显异常（图 21-2），门静脉主干内径为 1.5 cm（图 21-3）。脾脏体积增大，肋间厚 4.2 cm，长 13.5 cm，实质回声尚均匀，脾门处脾静脉内径为 1.0 cm（图 21-4）。

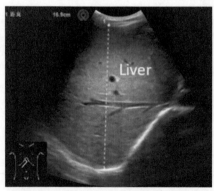 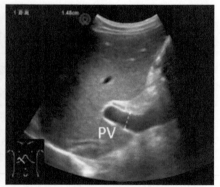

图 21-2 肝脏增大，表面光滑，右叶斜径 16.9 cm，肝实质回声均匀，管道结构未见明显异常

图 21-3 门静脉增宽，主干内径 1.5 cm

笔记

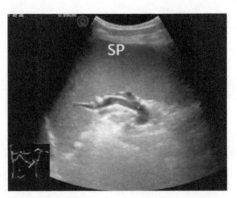

图 21-4　脾脏增大，实质回声均匀，脾静脉增宽，脾门处内径 1.0 cm

【超声诊断】

肝、脾肿大，门静脉及脾静脉增宽，结合临床及流行病学史考虑恶性疟。

【诊断要点】

（1）肝脏明显增大，脾大，肝脾实质内未见明显异常，门静脉及脾静脉增宽，考虑感染性病变所致。

（2）患者从几内亚回国，有疫区生活史。

（3）病原学检查：血涂片可见疟原虫。

（4）患者有发热、腹泻等临床表现。

【鉴别诊断】

本病例应与多种可引起肝、脾肿大的感染性疾病相鉴别，常见的有急性病毒性肝炎、血吸虫等。

（1）急性病毒性肝炎：轻度急性肝炎声像图可无明显异常，中、重度急性肝炎肝脏增大，形态饱满，肝包膜光滑，边缘较锐利；肝实质回声密集、减低，肝内门静脉及胆管系统管壁回声增强，肝内许多小血管断面异常清晰，称为"满天星"征。若进一步发展，肝脏实质内回声逐渐增高、增粗，高低回声分布不均匀。

（2）肝脏血吸虫：血吸虫感染早期，肝脏可明显肿大，表面较光滑或仅有粟粒状结节，随着病程进展，肝脏表面会形成网格样的回声改变，因为血吸虫是从门静脉入肝，会沿着门静脉走行区域逐渐形成广泛的纤维化，甚至肝硬化。

感染性病变所致的肝、脾肿大在超声图像上不易明确鉴别，尤其在感染的早期，无明显特异性，需结合患者流行病学史及临床表现加以鉴别。

📋 知识扩展

疟疾是由人类疟原虫感染引起的寄生虫病，主要由雌性按蚊叮咬传播，少数可见血液传播及母婴传播，临床上以反复发作的间歇性寒战、高热，继之出大汗后缓解为特点，伴头痛、全身酸痛、乏力等。人类对疟疾普遍易感，疟疾患者及无症状带虫者是传染源，流行区主要分布在非洲、东南亚、东地中海、西太平洋和美洲等地区，我国已消除本土疟疾，但每年仍有 4000 余例境外输入病例，数百例重症疟疾，数十例死亡病例。

疟原虫可分为间日疟原虫、恶性疟原虫、三日疟原虫、卵形疟原虫，以及人猴共患的诺氏疟原虫，其完整的生活史需要在人体内和蚊体内两个阶段发育才能完成。在人体内的发育可分为在肝细胞内的红外期和红细胞内的红内期，具有传染性的雌性按蚊叮咬人体时，子孢子随按蚊的唾液进入人体血液，随血流侵入肝细胞，在肝细胞内进行裂体增殖发育，最终发育成裂殖子，从肝细胞释放，再侵入红细胞繁殖，引起红细胞成批破裂而发病，出现一系列症状和体征，常见的有贫血和肝、脾肿大，文献报道有疟疾致自发性脾破裂病例；恶性疟原虫寄生于脑毛细血管中的红细胞内，可引起脑水肿；血红蛋白和抗原抗体复合物堵塞肾小球基底膜引起急性变态反应，患者出现溶血性尿毒综合征，即酱油样黑尿、少尿/无尿及肌酐和尿素氮急剧升高等急性肾衰竭的表现。

典型疟疾患者临床可分为3期，寒战期、发热期、出汗期。初发者可有低热、乏力、头痛、纳差等前驱症状。首次发作时，发热多不规则，逐渐转为有规律的周期性发作。不同种类的疟原虫有其各自的规律，间日疟：疾病两次发作间歇期约为48小时，流行广泛，是最主要的疾病类型，3～6个月可有复发；卵形疟：相对少见，间歇期约为48小时，临床症状相对较轻，有复发现象；三日疟：间歇期约为72小时，临床症状较轻，无复发现象；恶性疟：恶性疟发热较不规律，发热常达39℃以上，且无明显的间歇发作现象。部分患者症状不典型，可见有发热伴随呼吸道症状、消化道症状或神经系统症状等，易导致误诊。重症疟疾多由恶性疟原虫所致，以脑型疟多见，患者可出现意识障碍、抽搐、酸中毒、严重贫血、休克等。

辅助检查：血涂片疟原虫显微镜检测是WHO推荐疟疾诊断的"金标准"，其次还有快速疟原虫抗原检测、疟原虫基因检测等。

诊断原则：根据流行病学史（在境外非洲或东南亚疟疾流行区有夜间停留史或近2周内输血史）、临床表现及实验室检查结果等予以诊断。

治疗：通常应用抗疟疾药物治疗、对症治疗及必要的支持治疗，最重要的是杀灭红细胞内的疟原虫。间日疟和卵形疟患者的临床抗疟治疗除用抗红内期疟原虫药物外，还需要加服抗肝内期疟原虫的药物，以防疟原虫的复发与再燃。

预后：非重症疟疾、无严重并发症者及时治疗，预后好，病死率低；重症疟疾病死率较高，预后差。

📋 张瑶教授病例点评

疟疾的超声表现以肝、脾肿大较为常见，也有自发性脾破裂及急性肾衰竭的可能。所以超声检查时，我们要特别重视肝脏、脾脏及双肾的形态及结构的观察。特别是对肝、脾及双肾大小的测量，以及脾脏的包膜是否连续、完整，回声是否均匀。本例病例除了肝、脾肿大以外，门静脉及脾静脉内径都有扩张，这和肝、脾肿大有直接的关系。由于超声检查方便易行，可重复性强，通过对这些实质性脏器的测量以及形态、结构的动态观察，可以帮助临床评估患者病情的发展变化及恢复的相关情况。

【参考文献】

1. 国家传染病医学中心．疟疾诊疗指南．中国热带医学，2022，22（8）：1-8.

2. 中华医学会超声医学分会，中国研究型医院学会肿瘤介入专业委员会，国家卫生健康委员会能力建设和继续教育中心超声医学专家委员会．肝病超声诊断指南．临床肝胆病杂志，2021，37（8）：1770-1785.

（王雪梅　整理）

笔记

病例22　布鲁菌病合并肝、脾真菌感染

病历摘要

患者，男性，47岁，内蒙古人，自2021年8月22日开始发热，体温最高39.0℃，无畏寒、寒战，伴明显咽痛，服用感冒药后仍发热，后就诊于村卫生所及多家医院，予以退热、抗炎等治疗，住院期间出现明显畏寒、寒战，多次血常规示三系细胞减少，肝、肾功能正常，胸部CT示双肺多发结节，骨髓宏基因组高通量测序示Meyerozymacarpophila（也称季也蒙念珠菌）阳性。骨髓穿刺除外恶性血液系统疾病。期间腹部超声示脂肪肝，胸部CT示双肺多发结节，双侧胸腔积液，予以多种抗感染药物治疗，咽拭子涂片找到酵母样真菌孢子。2021年10月12日胸、腹部CT可见肺内、肝内多发占位性病变，考虑脓肿不除外，遂转入我院积极寻找感染源治疗。初诊为脓毒症、肝脓肿、肺脓肿、布鲁菌病。转入我院后腹部超声检查肝脾肾可见多发特征性的低回声结节，结合疾病初期腹部影像表现肝脾肾均未见结节，且此次发现特征性表现结节，考虑为侵袭性真菌感染，患者多次真菌D-葡聚糖监测均升高，卡泊芬净治疗后复查腹部超声及CT可见多部位脓肿好转均证实了超声诊断。肝脾肾侵袭性真菌感染声像图具有特征性可为临床明确诊断精准治疗提供依据。

【基本信息】

主诉：患者无明显诱因出现发热6周，体温最高39.0℃。

临床表现：患者6周前无明显诱因出现发热，体温38.1℃，无

147

畏寒、寒战，伴明显咽痛，伴腰痛、尿频，就诊于多家医院并住院治疗，多种抗感染治疗效果不佳，期间患者出现明显畏寒、寒战，发热不退，体温最高 39.0 ℃。

【辅助检查】

1. **实验室检查**

血常规：WBC 1.55×10^9/L，NEU 0.09×10^9/L，NE% 5.90%，LY% 90.30%，RBC 2.30×10^{12}/L，HGB 76.0 g/L，HCT 23.40%，PLT 125.0×10^9/L。

C 反应蛋白：40.6 mg/L。

降钙素原：0.11 ng/mL。

真菌 D- 葡聚糖检测：1230.30 pg/mL。

布鲁菌抗体虎红平板凝集试验：阳性。

ENA 谱：阴性。

痰涂片：革兰氏阳性菌 60%，真菌孢子 40%，可见真菌菌丝。

骨髓活检及血液肿瘤免疫均无阳性发现。

骨髓宏基因组高通量测序（metagenomics next-generation sequencing，mNGS）示 Meyerozymacarpophila 阳性。

mNGS 检测：①肝组织：肺炎克雷伯菌、嗜麦芽窄食单胞菌、鲍曼不动杆菌、白念珠菌；②血液：肺炎克雷伯菌。

2. **影像学检查**

腹部 CT 平扫：肝脏、脾脏增大，肝脾多发结节灶，建议 MRI 增强扫描进一步检查。

MRI 平扫及增强扫描：肝脏、脾脏、双肾多发结节状异常信号（图 22-1～图 22-3），考虑为感染病变，脓肿？

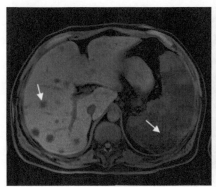

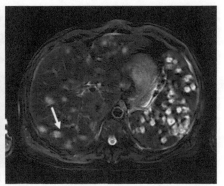

图 22-1　MRI T₁ 加权像肝脾结节为低信号

图 22-2　MRI T₂ 加权像肝脾结节为高信号

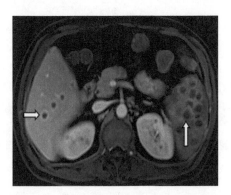

图 22-3　MRI 强化可见结节为环形强化

3. 超声引导下肝脏穿刺活检病理

肝脏炎症性病变，特殊染色未见明确病原体。

【超声影像】

肝脏：体积增大，肝右叶斜径 15.9 cm，被膜光滑，肝内可见多发低回声结节（图 22-4），部分结节中央呈高回声，高回声占比范围小，结节较大者 1.5 cm×1.4 cm，位于右叶，边界欠清，形态规则；CDFI：其内未见明显血流信号（图 22-5）。肝内管道未见明显异常，门静脉宽 1.1 cm。

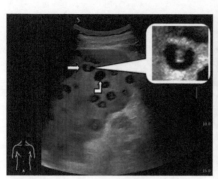
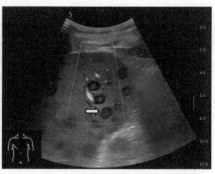

图 22-4 肝内可见多发低回声结节，包括了"环中环型"（直箭头所示）及"低回声型"（弯箭头所示）

图 22-5 肝内可见多发低回声结节，CDFI：其内未见血流信号。直箭头所示为"靶环征"型结节，表现为边界清晰结节，中央为点状强回声，代表假菌丝，其周边的低回声范围明显大于中心区的强回声，这是与转移瘤的鉴别点

双肾：大小正常，双肾实质内可见多发低回声结节，中央呈高回声，左肾内较大者 1.2 cm×1.0 cm，右肾内较大者 1.0 cm×0.8 cm，边界欠清，形态规则（图 22-6）；CDFI：其内未见明显血流信号（图 22-7）。腹腔内未见明显肿大淋巴结。

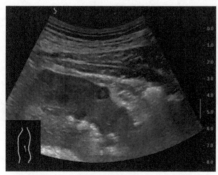
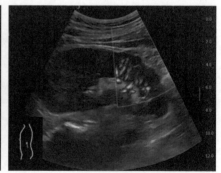

图 22-6 左肾内可见低回声结节，呈"靶环征"

图 22-7 CDFI：左肾内低回声结节未见血流信号

脾脏：体积增大，肋间厚 8.2 cm，长 15.3 cm，回声不均匀，脾内可见多发低回声结节，中央呈高回声，呈"靶环征"，较大者 1.5 cm×1.0 cm，边界欠清，形态规则（图 22-8）；CDFI：其内未见

笔记

明显血流信号。

卡波芬净治疗后复查超声可见肝脾内低回声结节数目减少，结节内部周边低回声的部分与中心区强回声的回声对比减弱（图22-9）。

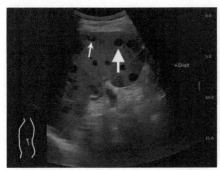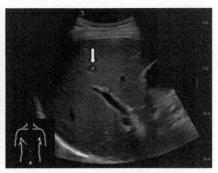

图22-8　脾脏增大，内可见多发低回声微小脓肿，部分脓肿内可见高回声的微小病灶，可见"靶环征"（白色箭头）及"低回声型"（黄色箭头）

图22-9　卡波芬净治疗后肝脏超声表现，可见结节数目减少，呈现"瘢痕回声型"结节，内部回声对比减弱

【超声诊断】

肝、脾、双肾内多发低回声结节，考虑感染性病变可能性大，结合临床考虑真菌感染。

【诊断要点】

（1）患者病程长，有持续发热，首先考虑感染性病变，发病初期超声检查肝脾肾未见结节，随着病程进展短时间内复查超声，肝、脾、肾内均可见结节病灶，病灶符合脓肿超声表现。

（2）进一步分析结节呈现"环中环""靶环征"等特征性改变。"环中环"结节中低回声带代表坏死真菌碎片，由炎性细胞组成的内部高回声环和代表纤维化的外周低回声环组成；"靶环征"结节与"环中环"类似，前者缺少最内部的低回声病灶，只包含中心区炎症细胞的高回声及外周的低回声纤维带包绕。

基于以上两点结合临床考虑肝脾肾侵袭性真菌感染。

【鉴别诊断】

本病例还应注意与以下疾病相鉴别。

（1）细菌性肝脓肿：细菌性肝脓肿常为单发病灶，范围偏大，多存在糖尿病或HIV感染，超声表现为厚壁的低或无回声，其脓肿壁较厚。肝脏真菌感染多为播散型，病变散发，范围小，常为1 cm左右，无明显的囊壁。

（2）转移瘤：肝脏转移性肿瘤是最常见的肝脏肿瘤，可源于身体的任何部位，但肺、乳腺、结肠、胰腺和胃是肝脏转移肿瘤最常见的原发部位，而且这些原发性肿瘤的最初临床表现常是肝脏内转移，肝转移瘤超声图像与肝真菌感染相似，多表现为结节周边可见低回声晕，呈"靶环征"或"牛眼征"，但转移瘤中心的高回声区域要明显大于周边的低回声区，鉴别困难者需结合临床，寻找原发病灶，必要时行穿刺活检。

（3）白血病：恶性血液病的肝脾浸润超声也可表现为肝、脾实质内单发或弥漫多发低回声结节，结节大小一般≤1 cm，骨髓活检可用于鉴别，但肝脾真菌感染多发生于血液病患者化疗后免疫抑制状态时，因此如果化疗前肝、脾内无浸润灶，而化疗中发现病灶，则应首先考虑继发感染灶。但如没有化疗前肝、脾正常的相关证据，继发真菌感染的超声表现与恶性血液病肝脾浸润较难鉴别。

知识扩展

感染性疾病是指由细菌、病毒、真菌、支原体等病原体的侵入，引发机体局部组织出现损伤性病变和全身炎症反应的疾病。脓毒症是感染性疾病很严重的一个阶段，其死亡率很高，脓毒症的抗感染治疗应该快速、及时、准确，所以早期明确致病菌是精准治疗的前提。侵袭性真菌感染是长期中性粒细胞减少症的并发症，常见于血液系统恶性肿瘤、造血干细胞或实质器官移植受者、其他免疫抑制患者等，最常见的病原菌为白念珠菌，常为播散性感染，临床表现为多系统、多脏器的损害。肝脾真菌感染是一种侵袭性真菌感染，患者多表现为发热，对常规抗生素治疗无反应。早期识别真菌感染在启动治疗和避免致命并发症方面至关重要，仅 50% 的患者血液培养呈阳性，因此，通常需要结合真菌 D- 葡聚糖检测、PCR 测试、mNGS 或组织取样确诊。虽然 mNGS 耗时短，检测范围广，但其报告解读需要紧密结合临床进行客观分析才可剥茧抽丝找出致病元凶。此过程中影像学扮演重要角色，超声影像虽不能确定病原体，但由于真菌感染的图像存在特征性，可以起到辅助诊断的作用，对临床医师早期做出诊断有一定的提示作用。

　　肝脾白色念珠菌病多表现为肝脾实质内可见弥漫性分布的多发结节，通常病灶较小直径在 1.0 cm 左右。大致可以分为以下 4 种声像图类型：①环中环型，一般出现在疾病的早期，表现为由坏死的真菌碎片组成的最内部的低回声病灶、炎症细胞组成的高回声环及纤维化的低回声环；②靶环型，对本病具有典型诊断意义，由内部的高回声炎性病变及周边的低回声纤维化环组成；③低回声型，此型最为多见，通常为圆形或类圆形，不具有特征性；④瘢痕回声灶即高回声伴有声影型，多出现在病变的后期。"靶环型"和"环中环"型病变要注意与转移瘤相鉴别，通常转移瘤中心的高回声部分要明显大于周边的低回声区，而白念珠菌感染病变中心的高回声通常为点状，明显小于周边的低回声区。

王雪梅教授病例点评

本病例为一例多器官、多系统侵袭性真菌感染的病例，患者以发热、呼吸道感染症状起病，多次抗感染治疗效果不佳，血常规示三系减少，应首先考虑血液系统疾病，骨髓穿刺排除恶性血液病，治疗期间病情逐渐加重，影像学示病变由肺部累及到肝、脾、双肾，症状重，病情复杂，病原学培养耗时长，检出率低，真菌感染多为播散型，病变范围小，在超声图像上有明显的特征性，易与普通细菌感染相鉴别，结合真菌 D- 葡聚糖增高，可以为临床提供诊断思路和有价值的线索，为治疗争取时间。但真菌感染的超声图像特征有时与转移瘤不易鉴别，尤其对于未发现原发病灶的患者，因此在临床上应结合患者临床表现及肿瘤标志物等实验室指标进行鉴别，必要时在超声引导下进行穿刺活检。

【参考文献】

1. BÄCHLER P, BALADRON M J, MENIAS C, et al. Multimodality lmaging of liver infections: differential diagnosis and potential pitfalls. Radiographics, 2016, 36（4）: 1001-1022.

2. WU X, LI Y, ZHANG M, et al. Etiology of severe community-acquired pneumonia in adults based on metagenomic next-generation sequencing: a prospective multicenter study. Infect Dis Ther, 2020, 9（4）: 1003-1015.

3. 中华医学会检验医学分会临床微生物学组，中华医学会微生物学与免疫学分会临床微生物学组，中国医疗保健国际交流促进会临床微生物与感染分会. 宏基因组高通量测序技术应用于感染性疾病病原检测中国专家共识. 中华检验医学杂志，2021，44（2）: 107-120.

（潘国栋　整理）

病例 23　布鲁菌病合并右上臂脓肿

病历摘要

患者，男性，64 岁，半年前无明显诱因出现右上肢肌肉酸胀痛，对症"消炎止疼"治疗效果不佳，并逐渐出现右上臂后部肿胀，右肩关节活动受限，右手指关节僵硬，握拳不紧。就诊于外院，期间曾有发热，体温最高 39 ℃。MRI 提示右肩关节大结节后部肩袖全层撕裂，肩关节退变，大结节及肱骨头下缘骨髓水肿，肩周炎改变，肩峰下 – 三角肌下滑囊炎，冈上肌、冈下肌、肩胛下肌及三角肌弥漫性水肿，红细胞沉降率 21 mm/h，C 反应蛋白 40 mg/L，予以抗感染治疗并计划手术治疗。现因布鲁菌抗体凝集试验阳性转来我院。超声肿块扫查，右上臂外侧皮下混合回声，考虑感染性肿块，为明确诊断，进一步行超声引导下穿刺抽吸。抽吸出脓血性液体 3 mL，未培养出阳性致病菌。结合临床表现、实验室检查、影像学检查，以及流行病学牛羊接触史，诊断为布鲁菌病。给予患者积极抗布鲁菌病治疗，患者体温恢复正常，肩部疼痛伴活动受限逐渐好转。

【基本信息】

主诉：右上肢疼痛伴活动障碍半年。

临床表现：患者半年前无明显诱因出现右上肢肌肉酸胀痛，对症"消炎止疼"治疗效果不佳，并逐渐出现右上臂后部肿胀，右肩关节活动受限，右手指关节僵硬，握拳不紧。

流行病学史：患者家中养羊 10 头，有幼羊接生经历，否认输血史，否认不洁饮食史。

155

既往史：平素健康状况一般，否认高血压、冠心病、糖尿病、肾病病史，否认其他传染病病史，否认食物、药物过敏史。

查体：右上臂后部肿胀，范围 17 cm×10 cm，质地偏硬，触诊未及波动感，右肩关节活动受限，右手握拳不紧，双下肢无水肿，四肢肌力、肌张力正常。余未见明显异常。

【辅助检查】

1. 实验室检查

肿瘤系列阴性。乙肝系列、丙肝抗体、梅毒阴性。结核抗体阴性。布鲁菌抗体凝集试验阳性。

EB-IgM 阴性。

CMV-IgM 阴性。

真菌 D- 葡聚糖 7.40 pg/mL。血清曲霉菌半乳甘露聚糖 0.16 ng/mL。

2. 影像学检查

四肢关节 CT 平扫：右侧肱骨后方皮下及肌间隙内包裹性脓肿，邻近软组织水肿，肱骨骨质未见异常信号。右尺桡骨远端、诸腕骨、掌骨及部分指骨多发骨质破坏，骨质见不均匀高、低密度区，未见明显硬化边，周围软组织肿胀，见多发稍高软组织密度影。检查提示右侧肱骨后方皮下及肌间隙内包裹性脓肿，右尺桡骨远端、诸腕骨、掌骨及部分指骨骨质破坏，伴周围软组织改变，考虑感染性病变可能，布鲁菌病感染？建议行 MRI 进一步检查。

肩关节 MRI 平扫增强：肩锁关节骨质内斑片状高信号影，右肱骨头及关节盂关节面软骨缺损，关节面下骨质破坏，呈不规则斑片及带状高信号改变；关节间隙明显狭窄；肩胛骨骨质信号异常，可见不均弥漫高信号改变，肩关节周围肌肉软组织肿胀，信号混杂，关节囊内及周围滑膜囊混杂高信号改变；冈上肌、冈下肌、肩胛下肌及三角肌肌腱和周围筋膜水肿增厚，弥漫高信号改变，上述肌肉组织可见多发脓肿灶形成，以三角肌病变为著；增强扫描上述病变可见不均花边状强化改变。检查提示结合病史，右肩关节病变符合布鲁菌病关节炎改变，建议结合临床。

【超声影像】

右上臂肿块处超声示右上臂外侧皮下可见混合回声，范围约 10.0 cm×3.7 cm×1.8 cm（图 23-1），边界模糊，形态不规则（图 23-2），内可见液性暗区，可见轻微流动感，周边回声增强（图 23-3），CDFI 显示周边内部可见动脉血流信号（图 23-4）。

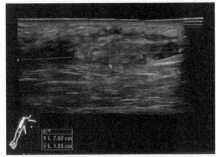
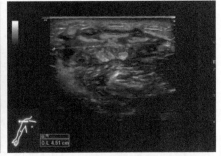

图 23-1　右上臂肿块纵切面，以实性为主的囊实性肿块，周边组织肿胀

图 23-2　右上臂肿块横切面，与周围及深方组织分界不清

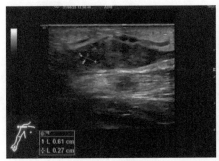
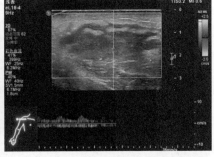

图 23-3　右上臂肿块横切面，肿块内见少量无回声区，内透声可，探头加压形态稍可改变

图 23-4　CDFI 实性部分内可见短线样动脉血流信号

行超声引导下肿块液性部分注射器抽吸，超声探头无菌包裹、实时监测穿刺过程，采用 50 mL 注射器，针尖达病变部位，针道显示清晰，进入肿块液性区内（图 23-5），抽吸出脓血性液体 3 mL。

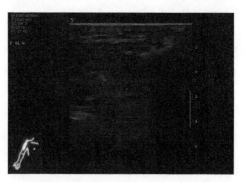

图 23-5　超声引导下穿刺，可见注射器针尖进入液性区内

【超声诊断】

超声诊断：右上臂外侧囊实性肿块，考虑感染性肿块。

【诊断要点】

（1）肿块呈与周围组织分界不清的混合回声，内呈不规则低回声、等回声或无回声，无回声范围较小，探头挤压肿块，可见无回声内轻微流动感。

（2）CDFI：周边实性等回声部分可有少许血流信号，低回声及无回声内无血流信号。

【鉴别诊断】

本病例还应注意与以下疾病相鉴别。

（1）皮脂腺囊肿伴发感染：超声表现为皮下不规则混合回声团，边界尚清，CDFI 可见散在点、条状血流信号。临床多表现为发热、患处疼痛，病程较短。若患者病理诊断明确，结合病史可鉴别。

（2）脂肪肉瘤：超声表现为分布高度不均匀的混合性回声肿块。可见于青少年和儿童，一般体积较大，出现深在性、无痛性快速增长的肿块，多发生在下肢、后腹膜，以及肠系膜等脂肪较多的区域。患者年纪较大，肿块位于体表，结合病史，可鉴别。

（3）脂肪瘤：超声表现以等至中高回声多见，边界清晰，形态规则，呈圆形、椭圆形，内回声尚均，多无明显的血流信号。与本患者有差异。

（4）淋巴瘤：超声表现为全身有多处淋巴结肿大，淋巴结皮质增厚，回声减低，同时合并肝、脾肿大。结合实验室检查可鉴别。

（5）结核肿块：肿块呈圆形或球形的囊实性肿块，内呈不规则低回声、等回声或无回声，可有絮状低等回声，探头挤压肿块，可见液体流动，病变中晚期发生干酪样坏死，液化形成寒性脓肿。若脓肿破溃则流出豆渣样或稀米汤样脓液，形成一经久不愈的窦道或慢性溃疡，溃疡边缘皮肤暗红，肉芽组织苍白。CDFI：周边等回声实性部分可有少许血流信号，中央无血流信号。低回声及无回声内多无血流信号。

知识扩展

布鲁菌病又称懒汉病，是布鲁菌感染引起的动物源性传染性疾病。临床上以长期发热、多汗、关节疼痛、肝脾肿大为特点，是《中华人民共和国传染病防治法》规定的乙类传染病。布鲁菌病主要是由布鲁菌属的细菌引起的人畜共患病，主要由患病的羊、牛、猪传染给人，而人与人之间并不会传染。传播途径可以通过皮肤黏膜直接接触，也可以经消化道或者经呼吸道传播。人类对布鲁菌病普遍易感，畜牧业、养殖业、皮毛乳肉加工业、兽医等行业的人群是布鲁菌病的高危人群。

潜伏期一般 1～3 周，平均 2 周，最长可达 1 年。

布鲁菌病发病机制：血液中的单核细胞，随血液流动进入皮肤、肝、肺、脑、骨骼、胸腺、淋巴结和结缔组织等成为朗格汉斯细胞、库普弗细胞、尘细胞、神经小胶质细胞、破骨细胞、胸腺巨噬细胞、血管和淋巴结的网状内皮细胞、被膜下窦巨噬细胞和髓样巨噬细胞、结缔组织巨噬细胞。结缔组织分布极其广泛，单核吞噬系统无所不在。

布鲁菌为细胞内寄生菌，布鲁菌被单核细胞吞噬后不被消灭，随血液进入组织，定居于哪个组织、器官，就表现出相应组织和器官的受损症状，任何一种临床表现都可能是布鲁菌病所致。

临床表现：多样、复杂，无特异性。常见发热、乏力、多汗、关节痛，肝、脾肿大，男性睾丸肿大等。临床医师往往对血液病等多种疾病进行了检查，并进行多种抗生素治疗无效后，才想到布鲁菌病。还可出现失眠、神经衰弱、性功能减退、前列腺炎、胰腺炎、腱鞘炎、心内膜炎、脑膜炎等症状。

预后：布鲁菌病患者发病后 3～6 个月若得不到及时正确的治疗，往往转成慢性，迁延数年乃至终身不愈，给患者和社会造成巨大痛苦和经济损失。

王跃龙教授病例点评

布鲁菌病是一种动物源性感染性疾病，是目前世界上最常见的人兽共患病。同时也是许多欠发达地区的重要公共卫生问题。当前国内布鲁菌病的动物传染源主要是羊、牛及猪，人类主要通过与感染动物接触而染病。在感染布鲁菌后，患者如未经有效治疗，极易

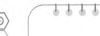

发展为慢性病程，给其本人及社会和家庭造成极大的痛苦和巨大的经济损失。因此，利用各类成熟的医学影像技术，为临床一线治疗提供充足诊疗信息就显得尤为重要。本病例患者即通过超声辅助完成了相关病灶穿刺活检及病变部位的全面扫查，为患者下一步的临床治疗提供了依据。作为超声医学领域的医师，应与临床一线医师充分沟通和交流，找到超声医学在相关临床领域的最大应用空间。

【参考文献】

1. 李琳，徐文体，苏承，等 . 布鲁杆菌病患者就诊及首次诊断延迟原因调查研究 . 中国全科医学，2019，22（32）：3921-3925.

（王玥　整理）

第五章
其他感染性疾病超声影像解析

病例 24　新型冠状病毒感染危重型

📋 病历摘要

　　患者，女性，78岁，10天前出现咳嗽，咳少许白痰，2020年2月1日外院胸部CT示双肺多发散在片状磨玻璃影及高密度影。2月4日出现呼吸困难，外院查新型冠状病毒核酸阳性，转入我院，临床诊断危重型。入院后予以气管插管、呼吸机辅助通气、抗感染等对症支持治疗。于2月9日行体外膜肺氧合（extracorporeal membrane oxygenation，ECMO）系统治疗，予以抗细菌、抗真菌治疗。ECMO治疗期间，患者有急性肝、肾功能损伤，应激性溃疡伴出血等，予

笔记

以对症治疗后好转。考虑患者机械通气时间较长，于2月20日行气管切开术。多次复查胸部CT示肺内炎症病变逐步缓慢吸收，3月3日成功撤除ECMO治疗。多次肺部超声示双肺多发小实变区伴弥漫B线增多，考虑肺炎，肺内病变吸收缓慢。患者自3月2日起，多次痰核酸检测阴性，体温正常，考虑新型冠状病毒感染已治愈，肺内病变考虑为机化性肺炎可能，继续予以呼吸机辅助通气、降压、降糖等治疗，病情逐步好转，于5月4日上午拔除气切插管，观察患者无其他脏器损伤，予以出院。

【基本信息】

主诉：干咳10天，呼吸困难1天。

临床表现：患者1月26日出现咳嗽，咳少许白痰，痰不易咳出，无胸痛、心慌、喉部不适、鼻塞流涕等不适。食欲逐渐下降，乏力，有恶心，无呕吐。1月31日外院就诊测体温37.3℃，白细胞$10.7×10^9$/L，C反应蛋白99.58 mg/L，胸部CT显示双肺多发散在片状磨玻璃影及高密度影，两肺下叶及左肺上叶斑片状感染灶。2月4日出现呼吸困难，精神差，全身乏力，未吸氧情况下血氧饱和度78%，外院查新型冠状病毒核酸阳性。2月5日专家组判定该病例为新型冠状病毒感染确诊病例，分型为危重型。由120救护车转运入我院抢救。自发病以来，患者神志清楚，食欲差，大小便正常。

既往史：平素健康状况一般，高血压病史8年余，糖尿病病史8年。否认其他传染病病史，否认食物、药物过敏史，否认手术、外伤史。

【辅助检查】

1. 实验室检查

实验室检查见表24-1。

表 24-1　血常规 +CRP+ 凝血 + 血糖 + 新型冠状病毒核酸

日期	WBC (×10⁹/L)	NE (×10⁹/L)	LY (×10⁹/L)	HGB (g/L)	PLT (×10⁹/L)	CRP (mg/L)	GLU (mmol/L)	PT (s)	PTA	INR	新型冠状病毒核酸（痰）
2 月 5 日	21.88	20.52	0.72	122	248	243	15.83	12.7	79%	1.17	+
2 月 13 日	15.02	13.04	0.92	97	85	211.3	14.3	16.2	57%	1.51	+
2 月 25 日	23.94	17.97	2.87	81	135	69.1	4.79	13.5	73%	1.25	+
3 月 2 日	11.37	9.33	1.23	66.2	110.4	7.1	7.48	11.4	92%	1.05	-
3 月 11 日	17	13.48	1.8	106	382	44	8.5	14.3	69%	1.32	-
3 月 21 日	18.96	15.39	1.57	102	543.1	45.2	10.28	11.5	92%	1.06	-
4 月 23 日	10.85	6.87	3.09	114	463	15.5	10.31	11.5	95%	1.04	-
5 月 8 日	14.14	9.73	3.41	120	469	6.2	11.28	10.9	99%	1.01	-

2. 影像学检查

（1）胸部 CT。

2 月 5 日胸部 CT：双肺多发散在片状磨玻璃影及高密度影，两肺下叶及左肺上叶斑片状感染灶。

2 月 20 日胸部 CT：双肺弥漫感染性病变。

2 月 26 日胸部 CT：双肺弥漫感染性病变，较上次略吸收。

3 月 7 日、3 月 16 日、3 月 26 日、4 月 15 日、4 月 27 日、5 月 7 日多次复查胸部 CT：肺内炎症病变逐步缓慢吸收（图 24-1、图 24-2）。

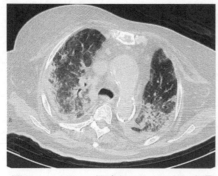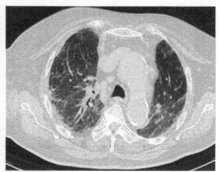

图 24-1　3 月 26 日胸部 CT：双肺见弥漫索条、磨玻璃密度影及斑片实变、网格影，边界模糊，部分实变内见支气管气相

图 24-2　5 月 7 日胸部 CT：双肺感染性病变，双肺病变较前吸收、好转

笔记

（2）腹部及下肢血管超声：轻度脂肪肝、双下肢动脉粥样硬化。

（3）超声心动图：左室舒张功能降低（2月5日）；中度肺动脉高压、肺动脉主干增宽、左室舒张功能降低（3月6日、3月23日）；肺动脉主干增宽、左室舒张功能降低（5月4日）。

【超声影像】

采用改良床旁肺部超声（M-BLUE）方案：患者平卧位，沿腋中线位置看到膈肌位点或肺与肝/脾的交接处定位膈肌点；上蓝点为检查者的手第三、第四掌指关节处；M点为上蓝点与膈肌点间的中点。患者侧卧位，PLAPS点为M点垂直向后与同侧腋后线间的交点。对上蓝点、膈肌点、M点、PLAPS点进行横向扫查。采用凸阵探头，频率1～5 MHz。

新型冠状病毒感染患者肺部超声评分方法：胸膜线和B线单独评分后相加。

胸膜线评分0分：胸膜线连续完整；1分：胸膜线连续但不规则、不光滑，或合并胸膜增厚；2分：胸膜线不连续，出现中断；3分：胸膜线模糊不清。

B线评分0分：有A线，未出现B线；1分：出现B线，但≤3条；2分：B线增多，≥4条；3分：B线明显增多，融合呈"瀑布征"。

实变：每个分区出现实变加1分，出现几个分区的实变就加几分；如果单个分区内出现大面积实变，整个视野内均是实变，这个分区评分为8分。

3月23日肺部超声，双侧上蓝点、M点、PLAPS点、膈肌点可见胸膜线不连续、中断，胸膜增厚；A线消失，B线增多，部分融合，部分区域呈"白肺"（图24-3～图24-7、视频24-1）；右侧M点、右侧PLAPS点见多发实变区，较大范围约3.1 cm×1.7 cm；左侧

PLAPS 点见多发实变区，较大范围约 1.4 cm×0.7 cm（图 24-8～图 24-10、视频 24-2）。

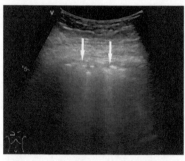

图 24-3　右侧上蓝点胸膜线不连续、中断（箭头所示），胸膜增厚，众多散在 B 线，部分融合

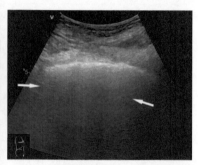

图 24-4　右侧膈肌点胸膜线不光滑，B 线密集增多、融合，呈瀑布征（箭头所示）

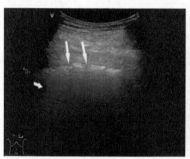

图 24-5　左侧上蓝点胸膜线不连续（长箭头所示），B 线增多（短箭头所示），呈瀑布征

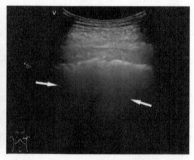

图 24-6　左侧 M 点胸膜线不连续，B 线增多，呈瀑布征（箭头所示）

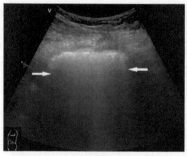

图 24-7　左侧膈肌点胸膜增厚，B 线密集增多、融合，呈"白肺"（箭头所示）

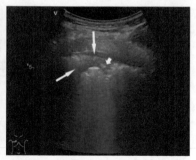

图 24-8　右侧 M 点 B 线增多，呈瀑布征，可见肺实变（长箭头所示），内见支气管充气征（短箭头所示）

笔记

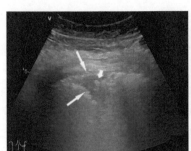 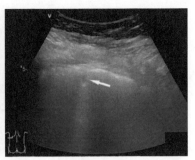

图 24-9　右侧 PLAPS 点 B 线增多，呈瀑布征，可见肺实变（长箭头所示），内见支气管充气征（短箭头所示）

图 24-10　左侧 PLAPS 点胸膜线不规则，B 线增多，呈瀑布征，可见小实变区（箭头所示）

视频 24-1　胸膜线不连续、中断，胸膜增厚，众多散在 B 线，部分融合

视频 24-2　B 线增多，呈瀑布征，可见肺实变，内见支气管充气征

【超声诊断】

上述超声表现符合新型冠状病毒感染超声声像图改变（评分右侧 24 分，左侧 22 分）。

【诊断要点】

（1）胸膜线不连续、中断，胸膜增厚。

（2）B 线增多、融合，呈"白肺"。

（3）见多发实变区。

【鉴别诊断】

本病例还应注意与以下疾病相鉴别。

（1）肺水肿：急性心源性肺水肿前后肺区 B 线分布均匀，中间不夹杂正常区域（如 A 线）。胸膜线光滑，肺滑动正常，某些病例中可发现小的实变。而肺炎胸膜线增厚、断裂，B 线增多、融合。

（2）肺栓塞：超声表现为肺部外周有圆形、椭圆形或三角形的均匀低回声；间接征象：右心室增大、肺动脉增宽；通过频谱多普勒测三尖瓣反流可评估肺动脉压上升。肺炎可见肺实变，内可见支气管充气征。

（3）气胸：超声发现肺点可以诊断气胸，表现为正常肺组织与气胸交点处，部分塌陷的肺随呼吸规律出现，存在胸膜线与 A 线，无 B 线存在，肺滑动征消失；完全气胸时没有肺点。

（4）胸腔积液：超声表现为无回声区，区域可随呼吸运动而变化；病变内部有低回声飘动或分割；渗出性积液可表现为弱回声、低回声等；大量积液可见压缩实变的肺组织于积液内漂动。积液内无支气管充气征及 B 线。

知识扩展

重型、危重型新型冠状病毒感染患者具有传染性强和生命体征不稳定等风险，需隔离治疗，危重症患者搬运不方便，外出 CT 检查受到极大限制。作为一种快速、便捷、无辐射和在床旁能够简便实施的肺部疾病检查技术，肺超声在危重型新型冠状病毒感染患者诊疗中具有重要作用。

肺部超声观察内容如下。①胸膜线：正常胸膜线呈光滑、清晰、连续的高回声；异常时胸膜线粗糙、凹陷或中断。②A 线：即水平伪像，A 线是发生在超声探头与含气肺表面之间的多重反射，正常

笔记

时 A 线存在于肺野内，呈一系列与胸膜线平行的光滑、清晰的线性高回声，彼此间距相等，回声由浅入深逐渐减弱至消失；病理情况下 A 线完全或部分消失。③B 线：即垂直伪像，是起源于胸膜线并与之垂直，呈放射状发散至肺野深部的线性高回声；致密 B 线为线性高回声均匀或不均匀密集分布，散在 B 线为线性高回声数量较少、稀疏分布，融合 B 线为线性高回声间距消失，相互融合。④白肺：B 线密集排列难以区分计数，声像图显示为较宽大的 B 线强回声，白肺区域 A 线消失。⑤肺实变：其超声影像为"肝样变"的肺组织，周边伴碎片征，实时动态观察可见支气管充气征。⑥胸腔积液：肺实变和"白肺"是危重型和重型新型冠状病毒感染患者的典型肺部超声特征。肺部超声评分可用于判断新型冠状病毒感染患者肺部损害程度。

战时状态下，危重患者每分钟都极其重要，床旁超声极大程度地缩减了诊断时间。但需医师在较短时间内，于劣势操作环境下，做出及时准确的诊断，需要具备更熟练的操作技巧与清晰的临床思维。肺部超声有助于评估重症患者肺部病变的发生、发展，指导肺保护性通气的实施，有助于脱机。

需要强调的是，肺部超声无法检测到未累及胸膜的病变，骨骼遮挡和非连续性扫查可能漏诊肺部病变，难以定量肺实变的体积。此时需结合临床表现及 CT 等对病情变化进行全面综合的判断。

📋 张瑶教授病例点评

本例患者为新型冠状病毒感染危重型，尤其是行 ECMO 体外氧合治疗后，用 CT 来评估病情及肺炎的相关情况就相当困难，此时超声就起到了无法替代的作用。超声最大的优势就是便捷、实时，不仅为临床提供了实时的肺部情况，还为临床提供了腹部、下肢动脉、心脏等情况的实时信息，对临床的后续治疗和病情的准确评估起到了重要的作用。

【参考文献】

1. 中华医学会超声医学分会，中华医学会呼吸病学分会，中华医学会心血管病学分会心血管病影像学组，等. 新型冠状病毒肺炎肺部超声检查及远程诊断实施方案（第一版）. 中华超声影像学杂志，2020，29（2）：93-103.

（杨学平　整理）

病例 25　肝脓肿

病历摘要

患者，女性，60 岁，6 天前出现乏力、纳差，5 天前出现发热，体温最高 38.9 ℃，伴恶心、呕吐。自服退热药后未见好转，3 天前于当地医院行抗感染治疗（具体药物不详），症状未缓解，1 天前就诊于区医院，急诊化验：WBC 12.68×10^9/L，NE% 84%，CRP 204.41 mg/L，ALT 20.6 U/L，AST 36.2 U/L。行腹部超声提示肝右叶可见约 5.5 cm × 4.5 cm 大小的低回声，考虑肝右叶脓肿。为求进一步诊治，于 2022 年 1 月 17 日来我院，门诊以"肝脓肿"收入我院，入院后完善实验室检查。全血细胞分析：WBC 11.31×10^9/L，NE% 83.30%，NE 9.43×10^9/L，LY% 11.70%，CRP 206.0 mg/L。超声提示肝内混合回声肿块，结合病史考虑肝脓肿。增强 CT 提示肝右叶低密度影，考虑感染性病变可能；分别于 1 月 20 日、1 月 25 日局麻下行超声引导下肝脓肿穿刺引流术，脓液培养为肺炎克雷伯菌。予以注射用亚胺培南西司他丁钠抗感染、保肝等对症治疗后，患者体温正常，恢复良好后出院。

【基本信息】

主诉：乏力 6 天，间断发热 5 天。

临床表现：体温最高 38.9 ℃，脉搏 90 次 / 分，呼吸 20 次 / 分，血压 117/67 mmHg，伴恶心、呕吐。无抽搐，无头晕，无鼻塞、流涕，无胸闷、胸痛，无心悸、呼吸困难，无尿频、尿急、尿痛。Murphy 征（＋），肝脾区叩击痛（＋），反跳痛（＋）。

【辅助检查】

1. 实验室检查

全血细胞分析：WBC 11.31×10^9/L，NE% 83.30%，NE 9.43×10^9/L，LY% 11.70%。

肝功能：ALT 19.9 U/L，AST 26.5 U/L，TBIL 5.8 μmol/L，DBIL 2.7 μmol/L，ALB 33.4 g/L，GGT 96.4 U/L，ALP116.5 U/L，CHE 6226 U/L，CRP 206.0 mg/L。

2. 影像学检查

增强 CT：肝右叶见不规则低密度影、较大截面范围约 6.6 cm × 5.2 cm，其内可见分隔样改变，增强扫描病灶边缘及分隔可见强化，周围见片状异常灌注。考虑感染性病变可能，建议治疗后短期复查。

【超声影像】

肝脏形态大小正常，肝表面尚光滑，肝内回声较增强，偏粗糙，分布尚均质，肝右叶见一个混合回声团，范围 5.6 cm × 4.5 cm，形态不规则，边界模糊，内可见散在的片状条索状高回声（图 25-1），可随呼吸运动和体位改变而浮动，并缓慢向腔底部沉积，CDFI 显示团块周边未见明显血流信号（图 25-2）。行超声引导下肝脓肿置管引流术后，肝右叶无回声内可见导管强回声（图 25-3）。

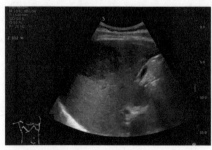

图 25-1 肝右叶见一个混合回声团，范围 5.6 cm×4.5 cm，形态不规则，边界模糊

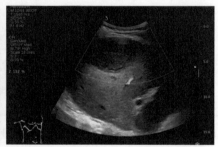

图 25-2 CDFI：团块内部及周边均未见明显血流信号

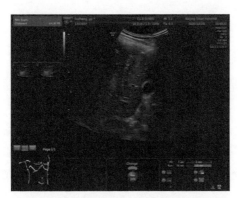

图 25-3　局麻下行超声引导下肝脓肿穿刺引流术后，
肝右叶无回声内可见导管强回声

【超声诊断】

超声提示肝内混合回声肿块，结合病史考虑肝脓肿。

【诊断要点】

（1）二维超声：肝右叶见一个混合回声团，范围 5.6 cm × 4.5 cm，形态不规则，边界模糊，内可见散在的片状条索状高回声，可随呼吸运动和体位改变而浮动，并缓慢向腔底部沉积。

（2）CDFI：团块内部及周边均未见明显血流信号。

【鉴别诊断】

本病例还应注意与以下疾病相鉴别。

（1）转移性肝癌：转移性肝癌中心坏死的声像表现和肝脓肿有相似之处。鉴别诊断常常需要结合病史、体征和其他检查资料进行分析，必要时应做穿刺抽吸细胞学或组织学检查。

（2）小肝细胞癌：肝脓肿未液化可与小肝细胞癌相似，声像图表现为实质性低回声病损。然而，短期内超声随访观察不难将两者加以区别。细菌性肝脓肿约 1 周形成脓肿并开始液化，随诊中可发现肝脓肿的声像图表现随炎症的转归而迅速改变。同时，血清甲胎蛋白的检测，小肝细胞癌常常阳性显示；增强 CT 检查，有典型动脉

笔记

期强化改变时，有助于做出本病的鉴别诊断。

（3）阿米巴肝脓肿：阿米巴肝脓肿与细菌性肝脓肿的治疗原则不同，前者以抗阿米巴和穿刺抽脓为主，后者以抗感染和手术治疗为主。因此，临床有必要对其做出鉴别诊断。阿米巴肝脓肿超声诊断主要依据有：①肝内显示单发体积较大的液性无回声区，其内有弥漫细点状低回声，尤其是在提高仪器灵敏度后观察，其内回声会显著增多。阿米巴肝脓肿脓腔较大的病理基础为，阿米巴的溶组织酶直接破坏肝细胞和原虫大量繁殖阻塞肝静脉等，造成肝细胞梗死引起。②脓腔的壁较细菌性肝脓肿薄，脓肿多位于右肝膈顶部。③本病以中年男子多见，有长期不规则发热和痢疾史。脓肿多在阿米巴痢疾后30～40天形成，甚至数月、数年后发病。新鲜大便可找到阿米巴包囊及原虫。④超声引导下穿刺阿米巴肝脓肿可抽吸到典型的巧克力脓液。

（4）其他如肝囊肿合并感染、胸腔积液、肝棘球蚴囊肿、肝内胆管囊状扩张、腹腔内脓肿、腹壁脓肿等均可被误认为肝脓肿，应注意根据病史及多断面、多体位超声检查结果进行鉴别。

知识扩展

肝脓肿可分为细菌性和阿米巴性两种。细菌性肝脓肿临床较为常见，其常见致病菌为大肠埃希菌、葡萄球三叉链球菌等。细菌进入肝脏的主要途径：①经肝门静脉系统，如由化脓性阑尾炎引起；②经胆道系统，如由胆石症引起；③经肝动脉系统，如亚急性心内膜炎、骨髓炎等引起脓血症所致；④经淋巴系统，如胆囊炎或膈下脓肿所致。细菌侵入肝脏后引起炎症反应，多形成较小的脓肿，亦可融合成较大的脓腔。脓腔的中央为脓液和坏死组织，周围可有纤维组织包裹。孤立性肝脓肿多位于肝右叶，大小不等；多发者肝左、右叶均可发生。典型临床表现为寒战、发热、厌食、肝区疼痛、压痛或叩击痛、白细胞升高等。部分患者继发肺炎、肠道炎症等全身其他部位的感染。但值得注意的是，由于目前抗生素应用广泛，许多肝脓肿临床症状不典型，仅表现为疲劳、乏力、低热和肝区不适。阿米巴肝脓肿是由于阿米巴的溶组织酶直接破坏肝细胞，以及阿米巴原虫大量繁殖阻塞肝静脉等，造成肝组织梗死形成较大脓腔。该脓肿以单发多见，常累及肝右叶。由于脓液是溶解和坏死的肝细胞碎片和血细胞．故呈棕褐色。本病多见于中年男性，病情较细菌性肝脓肿轻，但病程较长，以发热、肝区钝痛、食欲缺乏为主要表现。近年来随着国民生活水平的提高和卫生条件的改善，阿米巴肝脓肿的发病率有所下降。临床以细菌性肝脓肿多见。

　　肝脓肿声像图基本反映了脓肿的病理过程和坏死组织的复杂结构，图像直观且易于识别。文献报告诊断准确率为95%～98%。在临床上，肝脓肿的某次超声检查常只反映脓肿形成、吸收和瘢痕化中某一阶段的声像图变化，而各个阶段病理变化特征的不同，使肝脓肿声像图表现复杂。因此，经常引起检查者诊断和鉴别诊断的困难。当遇到临床体征和其他检查结果不支持肝脓肿诊断时，连续超声随访以获得脓肿病理变化各个阶段的特征图像资料和采取经皮穿刺抽吸检查是临床确诊肝脓肿的重要手段。采用超声诊断方式与应用其他检查方法相比，超声检查所具备的优点是简便、快速、经济和有效。

　　肝脓肿是临床常见的急性感染性疾病，艾滋病患者免疫功能低下，是肝脓肿的好发人群。巨大肝脓肿是单一脓肿直径＞10 cm的

脓肿，抗感染治疗及有效的脓液引流是脓肿治疗的主要措施，常用引流方法包括腹腔镜手术切开引流、开腹切开引流、超声引导下置管引流。但大多数艾滋病合并巨大肝脓肿患者，全身情况差，并常常合并其他部位感染，外科手术损伤大，风险较高，恢复时间长，近年来随着影像技术的发展，超声引导下置管引流术治疗肝脓肿已成为临床首选的治疗方法。

王跃龙教授病例点评

肝脓肿作为多种微生物感染所致的肝脏化脓性疾病，是目前最为常见的内脏脓肿，如无有效治疗，其死亡率可达 10% ～ 30%。其治疗手段主要是脓肿引流联合抗生素治疗。超声检查通过超声引导下引流及细菌培养，可为一线临床工作提供极大帮助。本病例在治疗过程中依靠超声引导下穿刺引流脓液培养明确了致病菌，因而可以有针对性地进行抗生素治疗。同时，由于超声检查便捷和可重复性高的特点，在肝脓肿治疗随访、监测治疗效果等方面也起了重要作用。因此，在肝脓肿疾病诊疗相关领域，超声医学是重要的组成部分。

【参考文献】

1. 王雪梅，张瑶，杨学平．超声引导下置管引流治疗艾滋病合并巨大肝脓肿的应用价值．中国超声医学杂志，2021，37（9）：1013-1016.

（张记　整理）

病例 26　胆囊穿孔合并肝脓肿

病历摘要

　　患者，男性，52 岁，10 天前无明显诱因出现腹胀，无发热，未予特殊治疗。5 天前出现间断发热，伴寒战，无腹痛，外院查血常规示白细胞升高，腹部平扫 CT 提示胆囊结石伴胆囊炎可能，肝内炎性病变可能，给予抗感染治疗，无明显好转。我院急诊以"肝脓肿"收入院。患者高血压病史 4 年，体温 38.6 ℃，本院超声提示急性化脓性胆囊炎伴胆囊穿孔，肝右叶脓肿（大部分液化）与胆囊相通，本院 CT 提示肝脓肿，肝内病灶与胆囊间窦道形成，给予超声引导下经皮肝脓肿穿刺引流术，放置胆囊引流管 1 根，肝内脓腔引流管 1 根，均引流出脓性液体，培养结果为肺炎克雷伯菌肺炎亚种，术后继续给予抗感染对症处理，症状逐渐缓解，恢复好。4 个月后行腹腔镜中转开腹胆囊切除术，术后恢复可。

　　【基本信息】

　　主诉：腹胀 10 天，发热 5 天。

　　临床表现：患者 10 天前无明显诱因出现腹胀，无腹痛，无恶心、呕吐，有排气、排便，当时无发热，未予特殊治疗。5 天前出现间断发热，体温最高 40 ℃，伴寒战，无腹痛，于当地医院就诊，腹部超声提示胆囊增大，壁粗糙，胆汁淤积? 1 天前外院查血常规示白细胞升高，腹部平扫 CT 提示胆囊体积较前增大伴高密度影，胆囊结石伴胆囊炎可能，新见肝实质低密度影，炎性病变可能，给予头孢米诺抗感染治疗，症状无明显好转。

查体：腹质软，无肌紧张，右上腹压痛（＋），反跳痛（＋），未触及液波震颤，振水音（＋），胆囊肋下可触及，张力增高，触痛（＋），Murphy 征（＋）。

【辅助检查】

1. 实验室检查

全血细胞分析：WBC 13.00×10^9/L，NE% 83.2%。CRP 214 mg/L。

肝功能：ALT 49.9 U/L，AST 59.2 U/L，TBIL 20.0 μmol/L，DBIL 13.5 μmol/L。

血淀粉酶 52 U/L，脂肪酶 45.9 U/L。

肿瘤系列：AFP 1.17 ng/mL，CEA 2.1 ng/mL，CA19-9 291.6 U/mL，CA15-3 4.6 U/mL。

丙肝抗体：阴性。乙肝表面抗原：阴性。

2. 影像学检查

腹部增强 CT：肝脓肿，肝内病灶与胆囊间窦道形成；胆囊结石、胆囊炎。

【超声影像】

肝脏：肝右叶胆囊旁低无回声区，边界尚清，范围约 6.8 cm × 6.1 cm，周边可见血流信号，经由不连续的胆囊壁与胆囊腔相通（图 26-1）。

胆囊：大小 11.3 cm × 7.2 cm，壁厚 0.4 cm，毛糙，腔内透声差，内可探及点状回声沉积，胆囊壁不连续，可见中断约 1.5 cm（图 26-1）。

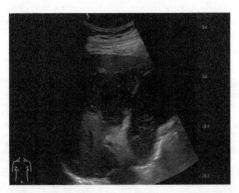

图 26-1　胆囊内点状回声沉积，壁不连续，肝内胆囊旁低无回声区
经由不连续的胆囊壁与胆囊腔相通

【超声诊断】

（1）急性化脓性胆囊炎伴胆囊穿孔。

（2）肝脓肿（大部分液化）考虑胆囊穿孔导致。

【诊断要点】

（1）胆囊增大、壁不连续，胆囊腔内点状回声沉积。

（2）肝内胆囊旁低无回声区。

（3）肝内低无回声区经由胆囊壁缺损处与胆囊相通。

（4）肝内低无回声区实性部分可探及血流信号。

【鉴别诊断】

本病例还应注意与以下疾病相鉴别。

（1）肝恶性肿瘤：早期肝脓肿未发生液化坏死时，声像图表现为边界欠清的低回声区，与肝癌表现类似，超声造影动脉期蜂窝状增强是肝脓肿的特点；另需与胆管细胞癌进行鉴别，肝脓肿内可见走行更加规则的血管，而胆管细胞癌动脉期可见杂乱血管；当肝脏恶性肿瘤合并液化坏死时易误诊为肝脓肿，超声造影其他组织可见动脉期快速增强和门静脉期快速消退，而肝脓肿主要表现为慢出的特点。结合患者的病史、临床表现、实验室检查及超声连续随访有

利于明确诊断。超声引导下穿刺有利于提高诊断准确率（图 26-2、图 26-3）。

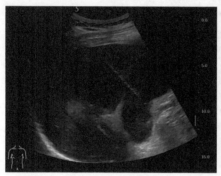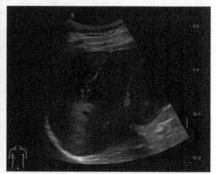

图 26-2　超声引导下针尖经肝及胆囊　　图 26-3　超声引导下针尖进入
　　　　　瘘口进入胆囊内　　　　　　　　　　　　肝脓肿内

（2）梗阻性胆囊增大：胆总管、壶腹部、胰头或十二指肠病变等可引起胆囊增大，超声多可同时探及肝内、外胆管扩张，表现为"平行管征"、枯树枝状或"双筒猎枪征"，部分超声还可探及扩张的胰管。超声可在梗阻部位探及结石、占位、蛔虫等声像图表现，有利于明确梗阻病因。急性胆囊炎多由胆囊管梗阻、细菌感染等引起，多不伴有胆管扩张。

🗒 知识扩展

急性胆囊炎是肝胆外科最常见的急腹症，胆囊穿孔是急性胆囊炎最为严重的并发症。可分：①慢性穿孔，胆囊和其他脏器之间通过瘘管连接；②亚急性穿孔，穿孔后的胆囊被腹膜腔粘连形成的脓肿包围；③急性胆囊穿孔，无保护性粘连，可引起弥漫性腹膜炎。胆囊穿孔多见于老年人，亚急性穿孔是最常见的一种类型。许多胆囊穿孔患者的症状与急性胆囊炎相似，包括发热、急性腹痛、黄疸及右上腹肿块。胆囊穿孔与以下因素密切相关：胆囊内压力升高的速度、胆囊壁的厚度、纤维化的程度、胆囊自身的可膨胀性、胆囊内部结石的机械性压迫、周围组织和胆囊壁粘连等。胆囊穿孔除外伤直接造成外，多数与胆囊的炎症有关，胆囊炎可以是结石性胆囊炎，也可以是非结石性胆囊炎。

延迟的外科干预行为是高并发症率和病死率的重要原因。充分认识胆囊穿孔，提高正确诊断率是治疗胆囊穿孔的关键。胆囊穿孔的术前诊断主要依靠影像学、实验室检查结合临床表现。

超声是胆囊检查的首选方法。超声诊断胆囊穿孔的典型征象是胆囊壁的连续性中断，然而这一声像图表现并不能总被看到。由于胆囊穿孔的位置、大小及穿孔时间长短不同，其超声表现可多种多样。超声未探及胆囊壁连续性中断，若有明确的胆囊周围积液，应高度怀疑胆囊穿孔。若累及肝脏时，可引起肝脓肿，超声表现为肝内实性、囊实性或囊性病灶；当累及消化道形成瘘管时，超声可在胆囊内探及气体回声；当胆囊与周围组织粘连明显，胆囊结构可显示不清而表现为胆囊区边界不清的肿块。对胆囊穿孔认识不足有可能造成漏诊和误诊的发生。仔细观察胆囊及周围区域，对于靠近体表的胆囊底部，可使用高频探头进行观察评估，多角度、多体位全面扫查，寻找可能存在的穿孔征象，对发现的可疑声像图表现要想到胆囊穿孔的可能。

手术是彻底治愈胆囊穿孔的唯一途径。如果病情较重或者手术风险较高，经皮经肝胆囊穿刺置管引流（percutaneous transhepatic gallbladder drainage，PTGBD）是缓解急性胆囊炎伴穿孔效果较好、操作简单的有效治疗方案之一。经 PTGBD 后择期行腹腔镜下胆囊切除术。

杨学平教授病例点评

　　胆囊穿孔致肝脓肿是一个急性和慢性胆囊疾病的罕见并发症，一旦诊断胆囊穿孔，早期干预是至关重要的，可以减少病死率。本例属于亚急性胆囊穿孔，由胆囊床直接穿破至肝脏者较少见。穿孔部位位于胆囊床面，胆汁侵蚀肝实质，易形成局部肝脓肿，常规超声多表现为低回声或高低混合回声肿块，缺乏诊断的特异性，不易与肝脏肿块、胆囊肿块相鉴别。当胆囊穿孔致肝脓肿时，若行腹腔镜胆囊切除术，其手术难度巨大且手术风险高，术中有很大概率中转开腹。本病例急诊同时行超声引导下肝脓肿及 PTGBD，PTGBD 是一种应急治疗措施，常用于高龄、危重而不宜进行外科手术的患者，通过引流减压控制感染，改善肝功能和全身情况，为择期手术创造条件。在此患者诊疗中，超声快速明确诊断并及时介入手术，保证了患者生命安全。

【参考文献】

1. 周燕，经翔，丁建民，等．肝癌与不典型肝脓肿的超声造影鉴别（附 5 例误诊报告）．中华超声影像学杂志，2017，26（6）：541-544.

2. 王小花，林益怡，吕夕明，等．超声造影用于诊断肝脓肿的影像学表现及临床价值研究．中华医院感染学杂志，2017，27（2）：337-340.

3. 任少雄，梁泽，韩景钊，等．Ⅱ型胆囊穿孔致肝脓肿 3 例报告并文献复习．临床肝胆病杂志，2022，38（4）：894-897.

（何楠　整理）

病例 27　急性化脓性胆囊炎

📋 病历摘要

　　患者，男性，75 岁，主因突发胸闷、憋气 20 天，考虑为急性冠脉综合征，由救护车转运至我院，诊断急性下壁心肌梗死，予以右冠植入 1 枚支架，术后患者胸闷、憋气减轻。在心内科住院期间突发腹痛，查体全腹肌紧张。超声检查胆囊体积明显增大，壁厚、水肿，局部浆膜层中断、不连续，腔内透声差，可见多发结石，超声诊断为急性化脓性胆囊炎、胆囊多发结石合并局部浆膜层中断，普外科会诊根据患者病史、临床表现、辅助检查等明确诊断急性胆囊炎，为降低胆囊张力，防止胆囊穿孔并发急性腹膜炎，急诊行床旁超声引导下经皮经肝胆囊穿刺置管引流，引流出脓性液体，临床加以抗感染治疗，术后患者恢复良好。

【基本信息】

主诉：突发胸闷、憋气 20 天，腹痛 3 天。

临床表现：右上腹部持续性疼痛，伴阵发性加剧，放射至右肩，扩散至全腹，恶心、呕吐，低热，脉搏加快。

流行病学史：否认肝炎、结核等传染病病史及接触史，否认其他传染病病史，否认疫区久居史。

既往史：高血压、2 型糖尿病病史 10 年。否认食物、药物过敏史，否认重大手术、外伤史。

家族史：父母亲已去世，否认家族遗传病病史。

查体：神志模糊、精神差，双肺呼吸音清，双下肺可闻及少量湿啰音。心界不大，心率 95 次 / 分，心律齐，各瓣膜听诊区未闻及病理性杂音，腹部平坦，右上腹压痛和肌紧张，肝、脾未触及，右肋缘下可扪及胆囊，触诊及超声检查 Murphy 征阳性，近日来禁食水，睡眠尚可，留置导尿，大便不规律，便秘、腹泻交替，体力明显受限，双下肢无水肿。

【辅助检查】

1. 实验室检查

全血细胞分析：WBC 20.88×10^9/L，NE% 92.24%，NE 19.25×10^9/L，LY% 2.72%，LY 0.56×10^9/L。CRP 224.8 mg/L。

胆囊引流液细菌 + 真菌培养：大肠埃希菌感染。

梅毒血清特异性抗体测定：TPPA（－）。

艾滋病病毒抗体测定：Anti-HIV（－）。

肝功能：ALT 5.4 U/L，TBIL 4.9 μmol/L，DBIL 3.1 μmol/L，TP 62.0 g/L，ALB 32.5 g/L。

凝血组合四项：PT 20.8 秒，PTA 45%，PT 比值 1.89，INR 1.93。

D- 二聚体：2.11 mg/L。

2. 影像学检查

CT 腹部盆腔平扫：胆囊体积增大、壁增厚，胆囊结石，肝内外胆管未见扩张。提示：胆囊结石，胆囊炎，肝周积液。

【超声影像】

胆囊大小 10.8 cm × 4.7 cm，壁厚 1.1 cm、水肿（图 27-1），近肝面局部浆膜层中断、不连续，约 0.6 cm，腔内透声差，可见细密点状低回声（图 27-2），其内见多发强回声，较大者长径约 15 mm，后方伴声影。

超声引导下经皮经肝胆囊穿刺置管引流术，穿刺针突破胆囊壁，进入胆囊腔（图27-3）。猪尾管沿穿刺针置入胆囊腔，尾端完全进入腔内，形成卷曲（图27-4）。

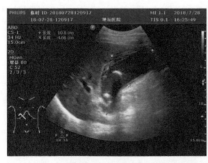 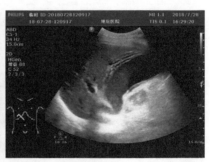

图27-1　胆囊测值增大，壁增厚水　　图27-2　胆囊壁厚约1.1 cm，水肿，
　　肿，腔内透声差，腔内见多发结石，　　　近肝面局部浆膜层中断、不连续，约
　　　　　　后方伴声影　　　　　　　　0.6 cm，腔内可见细密点状低回声

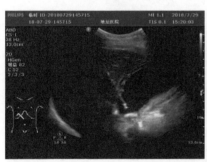 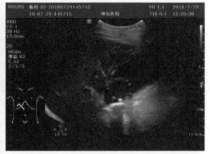

图27-3　超声引导下经皮经肝胆囊　　图27-4　猪尾管沿穿刺针置入胆囊
　穿刺置管引流术，穿刺针突破胆囊　　　腔，尾端完全进入腔内，形成卷曲
　　　　　壁，进入胆囊腔

【超声诊断】

急性化脓性胆囊炎，胆囊多发结石合并局部浆膜层中断。

【诊断要点】

（1）胆囊肿大，横径大于4 cm，张力高，胆囊壁肿胀增厚，达1.1 cm，呈"条纹征"。

（2）胆囊腔内可探及多发结石。

（3）胆囊内可见胆汁淤积，呈细密点状低回声，胆囊的正常收缩功能减弱。

（4）胆囊肝床面局部浆膜层回声中断、不连续。

（5）超声Murphy征阳性，探头按压胆囊区，患者疼痛突然加剧。

（6）超声引导下经皮经肝胆囊穿刺置管引流，引流出脓性胆汁
（图27-5）。

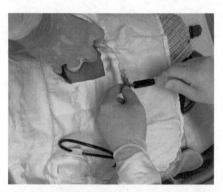

图27-5　急诊床旁超声引导下经皮经肝胆囊穿刺置管引流，
8 F猪尾巴套管针，引流出脓性胆汁

【鉴别诊断】

超声下胆囊壁增厚的表现也常见于以下情况，需注意鉴别。

（1）与肝硬化低蛋白血症和急性肝炎、心肾功能不全等全身性
疾病导致的胆囊壁增厚鉴别：超声可见胆囊壁均匀性增厚，但无胆
囊增大，甚至缩小，超声Murphy征阴性，结合病史与临床表现易与
急性胆囊炎鉴别。

（2）与胆囊腺肌症鉴别：胆囊腺肌症者胆囊壁增厚，可呈弥漫
性、节段性或局限性增厚，并向腔内隆起。增厚的囊壁内可见小的
无回声，胆囊壁内可见小结晶，呈点状强回声，后方伴彗星尾征。

（3）与慢性胆囊炎鉴别：慢性胆囊炎早期，胆囊的大小、形态
和收缩功能多无明显异常，超声仅见胆囊壁稍厚、欠光滑，一般不
做胆囊炎诊断；后期胆囊腔可明显缩小，胆囊壁毛糙、增厚，严重
者胆囊无回声结构完全消失。胆囊萎缩无结石者与周围肠管难以区

别，内有结石者仅可见强回声伴后方声影，呈"WES 征"。胆囊功能受损严重时，胆总管可见扩张。

知识扩展

急性胆囊炎多由细菌感染所致，初始可以是无菌的，当多种原因（如结石嵌顿、胆道蛔虫等）导致胆囊管梗阻或胰液逆行胆道，继发细菌感染，这其中胆囊梗阻最常见，约占 90%。由于胆汁引流不畅，胆囊过度充盈使黏膜静脉回流受阻并导致作为终末血管的胆囊动脉受到缺血和微血栓的损伤，引起胆囊的缺血性坏死；浓缩的胆汁刺激胆囊黏膜，促使分泌增加，囊腔内压力进一步增大，炎症累及胆囊壁全层，浆膜出现纤维素变性，导致化脓性胆囊炎。如不及时解除胆囊管梗阻，胆囊内的压力持续增加，以致发展为急性坏疽性胆囊炎，可能会引起胆囊穿孔，导致严重的腹膜炎、脓毒症、感染性休克和多器官功能损害等非特异性表现，病势凶猛。

老年患者免疫功能低下，易受细菌及病毒侵袭，急性重症胆囊炎的发病概率高；同时胆囊疾病病史一般较长，使胆囊呈慢性炎性改变，囊壁肥厚、纤维化、胆汁淤滞，囊内压力增高，胆囊功能减弱或消失；高龄患者神经冲动传导功能减退，对痛觉感应和应激反应迟钝，对炎症的反应低下易促使炎症程度与炎性细胞升高不成比例，因此，老年人患急性胆囊炎时，症状、体征均可能表现不典型，从而延误治疗。

急性胆囊炎起病急骤、进展迅速，需要及时给予有效的临床干预，腹腔镜下胆囊切除术是目前外科首选的治疗措施。可是炎症急性期常伴有水肿、充血等情况，术中易对胆道系统、血管，甚至肝脏、肠道造成损伤，所以此时不宜采取手术方式。此外，对于基础情况较差的老年患者，明确诊断后往往无法耐受手术及麻醉，因此临床上需要一种操作简单、安全有效的方法降低胆囊压力，使急性胆囊炎症状得到迅速缓解，进而度过危险期，并为后续的治疗提供有利铺垫。超声引导下经皮经肝胆囊穿刺置管引流术是通过在胆囊内放置引流管，从而迅速降低胆囊压力，显著缓解感染中毒症状，及时有效控制病情进展。该技术可在床旁操作，且操作过程简单，创伤小，可避免误伤血管，预防胆漏，国内外多方证实 PTGBD 是急性重症胆囊炎的低风险治疗手段，尤其是一般情况较差不能耐受手术的患者，作为一种过渡的治疗手段，能够使患者的局部及全身症状短期内得到明显改善，为未来腹腔镜胆囊切除术提供更好的条件并降低手术风险。

张瑶教授病例点评

本例病例为老年男性，在冠脉支架植入术后短期内出现的急性化脓性胆囊炎，患者一般情况差，有手术禁忌证且胆囊壁浆膜层局部出现了中断现象，在这种危急关头，超声引导下经皮经肝胆囊穿刺置管引流术就成了最安全有效的治疗手段，既缓解了患者的症状，又给下一步的治疗创造了有利条件。在临床中值得大力推进。

【参考文献】

1. 陈俊光，邓晓妃，林树俊，等．急性化脓性胆囊炎患者超声影像学特点及其诊断价值．实用肝脏病杂志，2022，25（1）：116-119.

2. 刘亮，高立兵，顾建平，等．经皮经肝胆囊穿刺置管引流术治疗急性化脓性胆囊炎 21 例．介入放射学杂志，2020，29（11）：1151-1153.

（殷志勇　整理）

病例 28　门静脉积气

病历摘要

患者，女性，76 岁，主因腹泻、呕吐 2 天，急诊入院。实验室检查：WBC、NE、NE%、CRP 升高，淋巴细胞、单核细胞、嗜酸性粒细胞百分比降低，血尿淀粉酶、便常规均未见异常。超声提示：门静脉积气，肠壁积气，考虑胃肠道病变所致。根据患者临床体征、实验室检查、超声检查等，临床诊断为急性肠炎、胃肠功能紊乱、门静脉积气，给予抗感染、补液支持治疗，患者病情好转后出院。

【基本信息】

主诉：腹泻、呕吐 2 天。

临床表现：2 天前腹泻，今日 3 次，为稀水样，无黏液脓血便，不伴发热，呕吐多次，伴腹部不适，无心悸、胸痛。

既往史：既往高血压、糖尿病、冠心病、脑梗死，长期在养老院居住，否认药物过敏史，无不洁饮食史。

查体：体温 35.2 ℃，脉搏 86 次 / 分，呼吸 20 次 / 分，血压 169/101 mmHg，指氧饱和度 98%，神志清，精神好，皮肤弹性好，双肺呼吸音清晰，心率 86 次 / 分，律齐，腹软，无压痛，双下肢不肿，肠鸣音亢进。

【辅助检查】

全血细胞分析：白细胞 14.24×10^9/L，中性粒细胞百分比 87.31%，中性粒细胞计数 12.42×10^9/L，淋巴细胞百分比 11.32%，淋巴细胞计数 1.61×10^9/L，单核细胞百分比 1.30%，单核细胞计数 0.19×10^9/L，

嗜酸性粒细胞百分比 0，嗜酸性粒细胞计数 0。CRP 7.6 mg/L。血淀粉酶 97.5 U/L，尿淀粉酶 472 U/L。便潜血（－），便镜检（－）。

【超声影像】

肝脏形态、大小正常，肝表面光滑，肝实质回声均质，肝内胆管未见扩张，肝外胆管内径 0.4 cm，门静脉主干内径 0.9 cm，肝内可见多发片状、树枝状强回声（图 28-1），沿门静脉分布（图 28-2），动态观察门静脉内见多发点状强回声流动（视频 28-1）。CDFI：点状强回声分布的管道内可见门静脉样血流信号。肠腔未见扩张，肠壁不厚，节段性小肠壁黏膜下可见多发点状强回声（图 28-3），腹腔未见明显液性暗区。

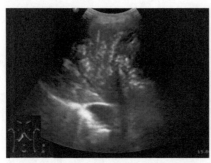
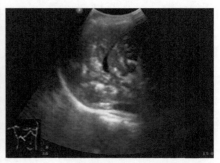

图 28-1　右肋缘下斜切面，肝实质回声均匀，肝内可见多发片状、树枝状强回声

图 28-2　右肋间斜切面，可见强回声沿门静脉分布

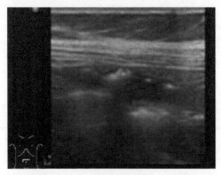

图 28-3　小肠壁黏膜下可见多发点状强回声

视频 28-1　动态观察门静脉右支内可见点状强回声流动

【超声诊断】

门静脉积气、肠壁积气考虑胃肠道病变所致。

【诊断要点】

（1）肝内见多发片状、树枝状强回声，沿门静脉分布。

（2）动态观察门静脉内可见点状强回声流动。

（3）CDFI 确定强回声位于门静脉内。

【鉴别诊断】

本病例还应注意与以下疾病相鉴别。

（1）肝内胆管积气：临床上较为常见，发病机制较复杂，直接原因是 Oddi 括约肌功能受损，导致肠道气体逆流进入胆管，手术、胆道内产气菌、胆道蛔虫是常见病因。肝内胆管积气超声表现为肝内胆管内有强回声团或光带出现，边界模糊不清，有闪烁感。强回声团形态不稳定，改变体位时，其形态和位置发生变化，强回声团常紧贴于肝内胆管的前壁，且后方可伴"彗尾征"图像，CDFI 有助于判断气体在门静脉或者胆道内。

（2）肝内胆管结石：主要与胆道感染、胆汁淤积、胆道寄生虫等有关，临床主要表现为上腹痛、腹部隐痛不适、寒战、高热等胆道感染症状，严重者可出现全身脓毒血症，甚至感染性休克症状。超声可见肝内团块状或斑点状强回声，后方伴声影，沿肝内胆管走行分布，远端肝内胆管扩张，与伴行的门静脉分支呈"平行管征"。CDFI 可以进一步确定强回声位于肝内胆管。

📋 **知识扩展**

门静脉积气（portal venous gas，PVG）是由各种原因导致气体

在门静脉及其肝内门静脉分支异常积聚形成的影像学征象。最早于 1955 年 Wolfe 等首次报道婴幼儿坏死性小肠结肠炎导致的 PVG，1960 年 Susman 等首次报道了成人 PVG。既往认为 PVG 是一种预示严重疾病的征象，主要见于肠系膜静脉栓塞和肠壁缺血坏死。随着 PVG 发现率的提高，人们对其临床意义的认识也在提高，发现 PVG 尚可出现于许多非致死性或非手术性疾病中。研究发现 PVG 最常与肠坏死（72%）有关，其次是溃疡性结肠炎（8%）、腹腔脓肿（6%）、小肠梗阻（3%）和胃溃疡（3%）等。本例患者为老年女性，合并多种慢性疾病，为胃肠功能紊乱、急性肠炎所致。

　　PVG 本身并无特殊症状，患者临床主要表现为原发病变的症状，如腹痛、腹胀、消化功能紊乱等，严重的患者可以有发热、寒战等感染性休克表现。影像学检查提供了 PVG 的直接征象，检查方式有 X 线、CT 及超声，腹部 X 线的特征性表现为气体呈分支放射状延伸至肝包膜下 2 cm 内，气体伴随门静脉血液流动分散进入肝静脉分支，需要鉴别的是胆管积气，后者更接近肝门区。CT 所见 PVG 表现为密度减低的管状影，延续或局限于肝包膜下 2 cm 内，以肝左叶多见，可能与身体处于仰卧位有关，有近 50% 的 PVG 与肠壁囊样积气症同时出现，虽然普通 X 线能够诊断 PVG，但是容易忽视不明显的 PVG。而 CT 在发现少量的 PVG、引起 PVG 的临床病因及是否需要急诊手术方面能够提供更多的信息；增强 CT 对于发现肠系膜动、静脉血栓及其他脏器的缺血敏感性很高，Kinoshita 等认为肠坏死程度与死亡率呈正相关，因此我们应更多关注引起 PVG 的临床病因及严重程度，而不是单纯看门静脉内气体量的多少。彩色多普勒超声对 PVG 敏感度较高，可作为初筛检查，其典型特征：①门静脉内气泡状及点状强回声随血液流动；②气体量较多时，可见肝实质内弥漫分布的小斑片状强回声区，边界不清晰。

笔记

PVG 的治疗方法有手术治疗和保守治疗，主要取决于患者原发病及病情的严重程度，对于症状较轻及生命体征平稳或一般情况较差不适宜手术者，可保守治疗，治疗方案主要有禁食水、胃肠减压、静脉营养支持、抗感染治疗等。在保守治疗过程中应严密观察病情，如病情不能控制应积极手术治疗。对于高度怀疑肠坏死、肠穿孔或严重感染的患者应积极急诊手术治疗。

一般情况下，PVG 被认为是预后不良的先兆，与极高死亡率有关，但随着影像技术的发展，对潜在严重疾病如肠缺血等，可更早诊断并及时治疗从而显著降低死亡率。PVG 本身不是一个手术指征，其治疗及预后主要取决于其潜在疾病。

📋 张瑶教授病例点评

本例病例为老年女性患者，因腹泻入院，腹部超声检查时发现门静脉积气征象。由于超声对气体的高度敏感性和特异性，PVG 超声表现比较典型，诊断不难，是消化系统病变的间接征象。在临床中，若我们发现 PVG 时，首先要考虑到探查患者的肠道情况，寻找原发病，必要时建议患者进行增强 CT 检查进一步明确。超声作为急腹症患者的首选影像学检查方法，可为临床提供明确的病因诊断，也可通过其间接征象，提供进一步诊断线索，具有重要的临床应用价值。

【参考文献】

1. 王芳菲，吕少诚，贺强 . 门静脉积气病因及机制的研究进展 . 中华肝胆外科杂志，2021，27（9），717-720.

（王雪梅　整理）

病例 29 左肾周脓肿

病历摘要

患者，男性，51 岁，8 个月前出现腹胀、腹围增大，伴双下肢水肿，皮肤、巩膜黄染，于外院行保肝、利尿、输注血浆等对症治疗，病情好转后出院。10 余天前患者受凉后出现流涕，咳黄白色痰，易咳出，较平时量多，无咯血，时有畏寒，未测体温，自以为感冒，未重视。1 周前出现周身乏力，双下肢无力明显，左侧乳腺肿胀，伴疼痛。为进一步诊治入院。入院后完善化验检查，存在肺部细菌、真菌感染，乳腺、肾周脓肿多部位感染。腹部超声提示，左肾下极下方及左肾旁见低回声，形态不规则，边界欠清，回声欠均匀，其内未见明确血流信号，考虑脓肿。行超声引导下肾周脓肿穿刺置管引流术，脓液化验为白念珠菌感染，应用抗真菌药物后，患者感染指标较前好转。

【基本信息】

主诉：肝硬化 2 年余，间断腹胀 8 个月，乏力 1 周。

临床表现：病程期间，患者精神弱，食欲差，时有畏寒，未测体温，进食量减为原来的 1/2，睡眠尚可，大便干燥，小便量不详，体重下降约 10 kg。无腹胀、腹泻、呕血、黑便，盗汗。

既往史：10 余年前诊断为 2 型糖尿病，2 年前发现酒精性肝硬化。有长期大量饮酒史。

家族史：父亲因肺癌去世，母亲因肠癌去世。

【辅助检查】

1. 实验室检查

全血细胞分析：白细胞 22.9×10^9/L，中性粒细胞百分比 83.3%，

中性粒细胞计数 19.1×10^9/L，血红蛋白 97 g/L。

C 反应蛋白：98.2 mg/L。

肾功能：尿素氮 13.84 mmol/L，肌酐（酶法）128.4 μmol/L。

尿蛋白：阴性。

真菌 D- 葡聚糖：938.2 pg/mL。

鳞状上皮细胞癌抗原：1.2 ng/mL。

TB-DNA：阴性。

痰液二代基因测序为白念珠菌、曲霉菌感染。

乳腺脓肿液为阳性杆菌感染。

肾周脓肿化验为白念珠菌感染。

2. 影像学检查

胸部 CT 平扫：右肺上叶继发性肺结核，请结合临床病史判断其活动性。右肺中叶感染性病变，结核？左乳内见团状软组织密度影，必要时进一步检查。

泌尿系 CT 平扫＋增强：左肾周围团片影，考虑感染性病变可能性大；左侧腰大肌、腰方肌、髂腰肌感染可能。

【超声影像】

左肾下极下方见低回声，大小 14.3 cm × 6.7 cm，形态不规则，边界欠清，回声欠均匀，其内未见明确血流信号（图 29-1）。左肾旁见低回声，大小 6.2 cm × 3.0 cm，形态不规则，回声欠均匀，其内未见明确血流信号（图 29-2）。

行肾周脓肿穿刺置管引流术，针尖达病变部位，针道显示清晰，针尖位于脓肿内（图 29-3），将套管针芯退出，弯曲的猪尾管位于脓肿内部（图 29-4）。

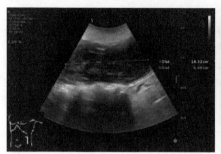

图 29-1 左肾下极下方低回声，大小 14.3 cm×6.7 cm，形态不规则，边界欠清，回声欠均匀

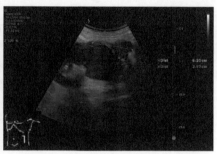

图 29-2 左肾旁低回声，大小 6.2 cm×3.0 cm，形态不规则，边界欠清，回声欠均匀

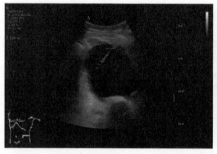

图 29-3 针尖达病变部位，针道显示清晰，针尖位于脓肿内

图 29-4 弯曲的猪尾管位于脓肿内部

【超声诊断】

左肾周脓肿。

【诊断要点】

（1）左肾下极下方、左肾旁见低回声，形态不规则，边界欠清，回声欠均匀，其内未见明确血流信号。

（2）2 型糖尿病病史 10 年。

【鉴别诊断】

肾周脓肿需要与肾恶性肿瘤、肾外伤引起的肾周血肿进行鉴别。

（1）肾恶性肿瘤边界大多较清楚，较小肿瘤内部一般不发生出血、坏死、液化，故常表现为低、中等回声实性肿块，并不出现无回声区，易和脓肿鉴别，但较大肿瘤内部坏死、液化并出现无回声

笔记

区，则不易和脓肿鉴别，但肿瘤内未液化坏死的实性成分一般可探及血流信号。且恶性肿瘤一般无发热等感染表现，无痛性血尿往往是最早的临床表现，如果鉴别困难还可以通过超声引导进行穿刺活检，以明确诊断。

（2）肾周血肿呈梭形或新月状无回声区，边缘清楚。肾被膜向外膨隆，实质受压弧形内移。陈旧性血肿则因血块机化而呈实性回声。肾周血肿常会出现肾实质连续性中断且一般有外伤史，结合病史往往不难鉴别。

知识扩展

肾周脓肿位于肾脏包膜与肾周筋膜之间疏松的脂肪组织中，起病隐匿。其临床特点主要为发热、疼痛、腹部不适，检查可以发现有贫血、白细胞总数和分叶核粒细胞升高等表现。临床资料表明老年人、体质衰弱者、糖尿病患者、较大肾结石长期存留者极易发生肾周脓肿。

糖尿病患者长期处于高血糖状态，有利于细菌的生长繁殖。并且糖尿病患者机体免疫机制受损，抑制淋巴细胞产生抗体使机体抵抗特殊感染的能力下降，故糖尿病患者易于感染且感染严重。糖尿病患者自主神经病变，输尿管蠕动及膀胱排空发生障碍，尿糖较高易于细菌繁殖，故泌尿系感染易发生。

糖尿病患者合并肾周脓肿不容易被发现的原因可能：①肾周脓肿位于肾脏包膜与肾周筋膜之间疏松的脂肪组织中，病变部位疼痛不明显，容易漏诊或误诊为其他轻度疾病。②特别是老年糖尿病患者体质较差，机体免疫机制受损，有时候不出现脓肿导致的高热症状，从而延误病情，错过最佳治疗时机。③在脓肿早期未液化时，与其他占位性疾病易混淆。

肾周脓肿起病隐袭，早期发现具有一定的困难。疼痛伴有发热是患者早期共同的主诉，多为局限于一侧的腰背部、肋腰部或上腹深部的钝痛。随着超声、CT 等影像学诊断手段的普及，现对已形成的肾周脓肿的诊断并不困难。

超声检查无创、简便、经济且可多次重复进行，可以观察脓肿的大小、位置、液化程度。肾周脓肿超声影像特点：肾脂肪囊明显扩大或局限性膨大，其内为无回声区或范围较局限的低回声，内有点状光点悬浮，可有分隔光带。

目前肾周脓肿的主要治疗方案有以下几种。①抗生素治疗：适用于脓肿尚未形成或脓肿较小可能自行吸收，且患者一般状况良好者，也可用于一些急性患者术前经验性用药控制感染。②超声或 CT 引导下穿刺引流：适用于小脓肿，且脓肿内无分隔。③脓肿切开引流：适用于脓肿较大或多房脓肿。④肾切除术：作为备选方案，适用于无功能肾。

在糖尿病合并肾周脓肿治疗需注意以下几点。①控制血糖：高血糖环境有利于细菌生长繁殖，所以，控制血糖水平有利于脓肿和感染的恢复。②抗感染治疗：糖尿病合并肾周脓肿者，应尽早开始有力的抗生素治疗，对于部分尚未确诊的患者，在得到培养结果前可以先经验性应用抗生素控制感染。此外，糖尿病肾病者严禁使用氨基糖苷类等药物，否则可能造成严重的肾毒性反应。③脓肿处理：包括脓肿穿刺或切开引流，超声或 CT 引导下脓肿定位穿刺抽脓及置管引流术，操作简单、创伤小、安全、成功率高。④纠正水电解质紊乱及其他对症治疗。

本例患者因处于慢性肝衰竭状态，合并腹水、低蛋白血症、肾功能不全、肝性脑病等，不能耐受开放性手术，行超声引导下穿刺置管引流术，应用抗真菌药物，患者感染指标较前好转后出院。

殷志勇教授病例点评

糖尿病的高血糖内环境会对免疫系统正常功能产生影响，降低免疫系统对致病菌的免疫反应，进而引起感染，并且感染早期不易察觉；肾周炎与肾周脓肿发病于肾包膜与肾周筋膜之间疏松的脂肪组织中，起病隐匿，缺乏特异性表现，同时该类疾病多继发于其他较为严重的疾病，易掩盖其症状，从而增加早期诊断的困难程度，错过最佳治疗时机。超声检查无创、简便、经济且可多次重复进行，可以及时发现病变，观察脓肿的大小、位置、液化程度，从而为临床提供第一手准确资料；而超声引导下脓肿定位穿刺抽脓及置管引流术，以其操作简单、创伤小、安全、成功率高等优势，越来越受到临床青睐。

【参考文献】

1. SERHAN PİŞKİNPAŞA，HADIM AKOĞLU，NIHAL ÖZKAYAR，et al. An unusual cause of renal and perirenal abscesses：candida albicans. Turkish J Nephrol，2019，23（1）：178-180.

（李墨、马晨瑶　整理）

病例 30 憩室炎

病历摘要

患者，男性，43 岁，于两个月前出现不明原因右下腹痛，遂于我院就诊，血常规中性粒细胞分类比例升高，超声检查提示阑尾增粗，考虑阑尾炎可能，门诊诊断阑尾炎。遂于门诊行抗感染治疗，症状缓解。半个月前再次出现右下腹痛，伴有畏寒、发热，门诊检查血常规显示白细胞明显升高，C 反应蛋白升高，超声检查提示回肠末段肠壁增厚，肠壁多发袋状突起，考虑回肠多发憩室伴憩室炎及周围软组织炎症水肿。结肠镜检查：回盲部憩室炎。以"阑尾炎、急性憩室炎"于我院普外科住院治疗，后于我院普外科行"回盲部切除 + 回肠升结肠吻合术"，术后病理诊断：符合憩室炎症伴周围炎性肿块形成。患者术后复查，症状消失。

【基本信息】

主诉：间断右下腹疼痛 2 月余。

临床表现：患者 2 个月前出现转移性右下腹痛，于门诊抗感染治疗后，症状缓解。半个月前再次出现右下腹痛，伴有畏寒、发热。自发病以来，饮食可，大小便正常，无体重下降。

【辅助检查】

1. 实验室检查

全血细胞分析：白细胞 12.31×10^9/L，中性粒细胞百分比 76.11%，中性粒细胞计数 9.36×10^9/L，淋巴细胞百分比 16.22%，淋巴细胞计数 2.0×10^9/L，单核细胞百分比 5.9%，单核细胞计数

0.73×10^9/L。C 反应蛋白：30.9 mg/L。

2. 影像学检查

腹部 CT（平扫）：回盲部肠管管壁增厚、水肿，周围肠系膜模糊。符合阑尾炎及周围腹膜炎改变。

3. 结肠镜检查

检查见勾拉法进镜至回盲部约 70 cm，回盲瓣呈唇型，回肠末端黏膜光滑，散在分布淋巴滤泡，回盲部可见多发憩室，最大约 0.5 cm 大小，内可见粪石（图 30-1），黏膜轻微充血，余结肠黏膜光滑柔软，未见溃疡、糜烂、狭窄。诊断意见：回盲部憩室炎。

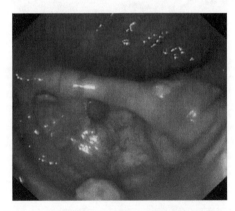

图 30-1　结肠镜下憩室（憩室内可见粪石）

【超声影像】

回肠末段节段性肠壁增厚，长度约 6.5 cm，肠壁最厚约 0.8 cm（图 30-2）。肠壁见数个袋状突起，与肠腔相通，其壁与相邻肠壁相连续（图 30-3），最大径线 2.6 cm，可变化。其内回声不一，呈混合回声，突起物内及其周边血流信号增多，上述突起周边见高回声声晕（图 30-4）。

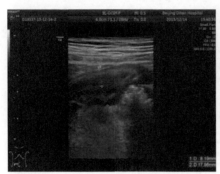

图 30-2 病变结肠部位：局部结肠肠壁增厚，最厚处肠壁厚度约 0.8 cm

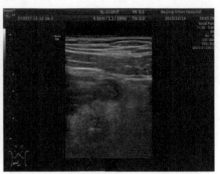

图 30-3 回盲部憩室：结肠壁多发袋状突起，与肠腔相通

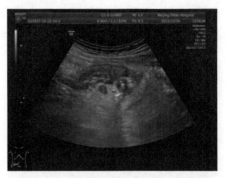

图 30-4 节段性肠壁增厚，结肠周边高回声晕，为腹腔内脂肪

【超声诊断】

回肠末段肠壁增厚，肠壁多发袋状突起，考虑回肠多发憩室伴憩室炎及周围软组织炎症水肿。

【诊断要点】

（1）超声扫查显示回肠末段节段性肠壁增厚，提示病变部位肠壁存在炎症水肿。

（2）肠壁见数个袋状突起，与肠腔相通，其壁与相邻肠壁相连续，符合结肠憩室声像图表现。

（3）病灶内部回声不一，呈混合回声表现，提示憩室内容物存在气体及液性物质。

笔记

（4）病灶及周边肠壁外的高回声声晕为紧邻病变结肠周围的腹腔内脂肪炎症表现。

（5）袋状突起物周边及其实质内血流信号增多，结合其周边伴有脂肪炎表现，提示此为憩室及其周边软组织炎症水肿后，周边脂肪组织充血，炎症肠壁血供增加。

【病理诊断】

外科手术后病理（回盲部）：镜下见回肠憩室形成，憩室黏膜呈慢性炎性改变，间质内淋巴细胞浸润，憩室周围黏膜下、肌层及浆膜层大量淋巴细胞、浆细胞浸润，并有异物巨细胞形成及钙盐沉积，病变符合憩室炎症伴周围炎性肿块形成；阑尾呈慢性炎性改变。

【鉴别诊断】

本病例还应注意与以下疾病相鉴别。

（1）各种形式的结肠炎：如克罗恩病、急性溃疡性结肠炎等，上述疾病超声表现为较大范围的结肠和（或）小肠的肠壁节段性增厚，可发现不完全性肠梗阻的超声表现（如肠管扩张、肠腔积液等），而且其增厚肠壁超声显示较憩室炎更加明显。如克罗恩病伴发瘘管形成，则与憩室炎超声检查鉴别更加困难，需进一步行结肠镜检查。

（2）急性阑尾炎：阑尾炎是一种常见的急腹症，其超声表现如下。①阑尾肿胀，前后径 ≥ 6 mm，某些情况下其前后径 > 6 mm 伴周边淋巴结增生。②阑尾横切面呈圆形结构且探头加压不能被压缩。③阑尾实质内 CDFI 显示血流信号明显增多。④阑尾周围脂肪呈高回声，血流信号增多，脂肪组织充血。⑤部分阑尾炎阑尾腔内可见粪石梗阻，出现强回声团影像。可通过上述超声特征与憩室炎相鉴别。

（3）缺血性结肠炎：本病常发生于患有弥漫性动脉粥样硬化症

的老年患者，多发生于左半结肠，其超声显示增厚的结肠肠段与正常结肠有陡然的分界。当结肠肠壁增厚伴发血流信号减少时，应高度怀疑缺血性结肠炎，但是增厚的肠襻中有血流信号显示时不能排除局部缺血，因为非闭塞性缺血时仍可以有血流信号显示。

（4）其他急腹症：如卵巢扭转、异位妊娠及泌尿系结石等，其腹痛症状与急性憩室炎相似，此时可通过行相关超声检查，如经阴道超声及泌尿系超声检查，发现其相关超声特征性表现，即可明确诊断。

📋 知识扩展

急性憩室炎是急性腹痛的常见原因，其临床诊断和评估是很困难的。腹痛、压痛、发热、白细胞增多这些典型症状提示急性憩室炎的诊断，但是与其他许多急性腹痛疾病很难鉴别。

虽然 85% 以上的憩室炎病例发生于乙状结肠和降结肠，但是憩室可出现在整个结肠。其中右半结肠憩室在亚洲人群的发生越来越常见，而且发生于右半结肠的憩室较左半结肠憩室有更倾向于良性的发展趋势。

超声诊断急性憩室炎的标准与腹部 CT 对憩室炎的诊断标准相同，具体为：①肠壁增厚；②憩室形成；③病灶内回声不一，可出现以低回声、高回声为主伴边缘低回声和高回声伴或不伴内部声影；④炎性结肠周围脂肪显示为紧邻的高回声声晕。经直肠或阴道超声检查能提高超声对乙状结肠远端或小骨盆病变的敏感性。经腹超声检查因大量含气肠襻遮盖，深部病变定位易受影响。

大多数憩室炎超声表现为憩室周围炎症，并常伴有微小穿孔，

笔记

憩室周围脂肪炎主要表现为高回声声晕，但是在晚期病例则呈现低回声。

目前有经验的超声检查操作者，诊断急性憩室炎的准确性可与CT比拟。灵活运用超声及CT等多种影像学诊断方式，可明显提高憩室炎诊断准确率。

张瑶教授病例点评

本例病例为中年男性，出现不明原因的右下腹痛，对于超声医师来讲首先就要排除右侧泌尿系结石和急性阑尾炎，这也是最常见的导致右下腹痛的疾病，其中急性阑尾炎也是最需要和急性憩室炎相鉴别的疾病。我们在超声检查过程中要牢牢记住阑尾炎和憩室炎的诊断要点和鉴别诊断才能尽量做到不误诊和漏诊。超声作为急性腹痛的首选影像学检查方法有着很重要的临床价值。

【参考文献】

1. HALL J, HARDIMAN K, LEE S, et al. The American Society of Colon and Rectal Surgeons clinical practice guidelines for the treatment of left-sided colonic diverticulitis. Dis Colon Rectum, 2020, 63（6）：728-747.

2. SIRANY A E, GAERTNER W B, MADOFF R D, et al. Diverticulitis diagnosed in the emergency room：is it safe to discharge home? J Am Coll Surg, 2017, 225（1）：21-25.

3. FRANCIS N K, SYLLA P, ABOU-KHALIL M, et al. EAES and SAGES 2018 consensus conference on acute diverticulitis management：evidence-based recommendations for clinical practice. Surg Endosc, 2019, 33（9）：2726-2741.

（王跃龙　整理）

病例 31　肛瘘及肛周脓肿

病历摘要

　　患者，男性，43岁，确诊HIV(＋)9年，未规律口服抗病毒药物。患者慢性起病，6年前出现肛门周围潮湿瘙痒，伴局部肿痛，出现流脓，于外院就诊诊断为"肛瘘"。给予抗感染治疗症状缓解，后局部症状仍间断发作。就诊前1周患者自感脓液流出增加，疼痛加剧，遂于我院就诊，超声检查提示肛周中低回声团，考虑肛周脓肿伴肛瘘形成，普外科遂以"肛周脓肿伴肛瘘，HIV（＋）"收入院。于我院普外科行肛瘘挂线术＋肛周脓肿切开引流术，术后行抗感染、坐浴治疗后症状消除。

【基本信息】

主诉：肛周瘙痒、肿痛伴流脓6年，加重1周。

临床表现：患者慢性起病，长期病程。就诊前1周，肛门疼痛剧烈，同时脓液流出量增加。发病以来无恶心、呕吐，大小便正常，体重无明显降低。

【辅助检查】

1. 肛镜检查

检查见距离肛周1 cm处可见环状突起黏膜，表面可见红肿，质软，压痛（＋）。

2. 实验室检查

辅助性T细胞亚群：T淋巴细胞／淋巴细胞63%，T淋巴细胞1118个/μL，CD8⁺T淋巴细胞／淋巴细胞39%，CD8⁺T淋巴细胞 693 个 /μL, CD4$^+$T 淋巴细胞 / 淋巴细胞 22%, CD4$^+$T 淋巴细胞 276 个 /μL, 淋巴细胞 1761 个 /μL, CD8$^+$T 淋巴细胞 /CD4$^+$T 淋巴细胞 0.40。

全血细胞分析：白细胞 2.685×10^9/L，中性粒细胞百分比 37.60%，中性粒细胞计数 1.015×10^9/L，淋巴细胞百分比 43.30%，淋巴细胞计数 1.165×10^9/L，单核细胞百分比 15.20%，单核细胞计数 0.385×10^9/L。

HIV 病毒载量：< 20 copies/mL。

【超声影像】

患者膝胸位，于肛周 7 ～ 9 点及 4 ～ 6 点位置，皮下软组织层内探及中低回声团，约 3.4 cm × 1.5 cm 及 4.1 cm × 1.6 cm 大小，向肛管方向斜行，探头加压，肿块内可见流动感（图 31-1），其上端深方可见管道样结构向肛管方向延伸，并与肛管相通（图 31-2），上述肿块边界欠清，形态不规则，其实质内可见小片状无回声区。CDFI：肿块实性部分及肿块周边见少量血流信号（图 31-3）。

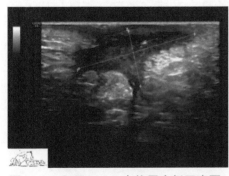
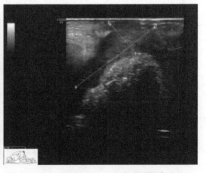

图 31-1 肛周 7 ～ 9 点位置中低回声团，其边界欠清，形态不规则，其实质内可见小片状无回声区

图 31-2 肛周 4 ～ 6 点位置中低回声团，上端可见管道样结构（瘘管）

207

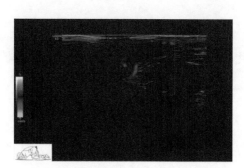

图31-3 肛周肿块CDFI：实性部分及
肿块周边见少量血流信号

【超声诊断】

超声提示肛周中低回声团与肛管相通，考虑肛周脓肿伴肛瘘形成。

【诊断要点】

（1）本病例超声显示肛管周边软组织内中低回声团，其实质内见小片状无回声区，肿块靠近肛管方向，可见轻微流动感，上述表现符合肛周脓肿形成的超声特征，实质内无回声区为脓肿液化后表现。

（2）上述肿块上端可见与肛管相通的管道样结构，此为脓肿破溃后形成的肛瘘，由于肛瘘已然形成，部分积聚的脓液已经排出，因此肿块中的无回声区（脓肿液化区）变小，这些表现提示病例现处于病变发展的慢性期。

（3）CDFI显示病变肿块实质内及周边可见少量血流信号，提示目前肿块炎症情况处于慢性炎症阶段。

【鉴别诊断】

本病例还应注意与以下疾病相鉴别。

（1）脓性汗腺炎：超声声像图可见皮下浅层组织有多条窦道，相互交错，连于皮肤上的多个破口，与肛瘘相比，其特点是窦道较为表浅，且不与肛管和直肠相通。而其形成的脓肿与肛周脓肿相比，更为表浅、分散。这是一种慢性毛囊闭塞性疾病，是皮肤及皮下组

笔记

织的慢性炎性病变，范围广泛，也常见于腋窝、腹股沟、肛周及会阴区。病变呈弥漫性或结节状，局部皮肤常隆起。肛周化脓性汗腺炎可发生流脓，但通常有其特征性的皮肤改变，如炎性结节、粉刺及瘢痕形成，而肛周脓肿一般无上述表现。

（2）毛囊炎和疖肿：超声声像图表现为皮肤层或皮下脂肪层的低回声区或液性回声区，有时可形成窦道，但范围局限，不与肛管和直肠相通。此病初期为红、肿、痛的小结节，与肛周脓肿相比，其皮肤脓肿更加分散、表浅，疼痛较轻，不太可能引起全身性症状。

（3）肛管癌或直肠癌：超声声像图表现为肛管壁或直肠壁不规则的低回声或极低回声团块，团块浸润可致病变周围局部肠管肠壁层次紊乱、消失，其内可探测到丰富的血流信号。

（4）血栓痔：超声声像图表现为局限于肛管表层的混合回声团块，因血栓和少量血肿形成，内部可见低至无回声区，同时多伴有肛管表层的明显增厚，但其周边软组织炎症性水肿表现不明显，且不易形成窦道。此病临床表现为肛周突发疼痛和肛周可触及的"肿块"，由一个或多个外痔血栓所致。

（5）藏毛窦：超声声像图表现为皮下浅层软组织通向骶尾部体表的低回声窦道，不与肛管和直肠相通，与深方的骶尾骨分界清晰，低回声窦道内出现的线性高回声即为内部的毛发。藏毛窦发生于骶尾部皮下浅层软组织，表现为急性脓肿，多发生于肛门上方或背侧的臀间区域，而非肛周区域。

📋 知识扩展

肛管直肠周围脓肿，简称肛周脓肿，是指肛管直肠周围软组织或周围间隙发生的急性化脓性感染。其特点是起病急骤，疼痛剧烈，脓肿破溃后常形成肛瘘。肛瘘是指肛管或直肠与肛周皮肤相通的肉芽肿性通道，内口常位于直肠下段或肛管，外口在肛管皮肤。经久不愈或间歇性反复发作是其主要临床特点。

肛管直肠周围脓肿是常见的肛管直肠疾病，其多由肛腺感染引起。感染最常起源于阻塞的肛隐腺窝，导致脓液在皮下组织、括约肌间平面或更深部（坐骨直肠窝或肛提肌上间隙）积聚，形成不同类型的肛管直肠周围脓肿。其最常见的致病菌为大肠埃希菌、金黄色葡萄球菌、链球菌和铜绿色假单胞菌等，常为多种病原菌的混合感染。

肛管直肠周围脓肿与肛瘘可被视为同一感染病程的 2 个连续阶段，脓肿为感染的急性期表现，而瘘则为化脓和瘘管形成的慢性期表现。有 30% ～ 70% 的肛管直肠周围脓肿患者伴发肛瘘。而少数病例开始即以肛瘘形式发病，由于肛瘘外口位于肛周，肛周皮肤愈合较快，但其深部脓腔未愈合，从而出现假愈合，脓肿再复发，反复破溃，形成多处瘘管和外口。

肛管直肠周围脓肿的初始治疗为外科引流，一经诊断，就应尽快切开引流，如不及时引流，脓肿可能继续扩大至邻近间隙，甚至进展为广泛的全身感染。对于因白血病、糖尿病等基础疾病不能接受手术的患者，或脓肿液化良好，无明显瘘管和内口，且不愿接受外科手术的患者，也可采用超声引导下介入治疗。原则上对于身体状况良好的非复杂性肛周脓肿患者来说，行切开引流术后不推荐使用抗生素，因为使用抗生素并不能提高治愈率减少复发，但对于伴有蜂窝织炎、系统性疾病及免疫抑制的肛周脓肿患者，推荐使用抗生素治疗，如培养结果影响治疗（如抗生素选择），或患者有可能感染耐药或罕见微生物，可进行伤口培养。

超声检查因其操作简便，可重复性高，准确率高，已经成为肛管直肠周围脓肿及肛瘘术前评估的首选影像检查技术之一。近年来，随着三维超声和超声造影技术的日趋成熟，超声对肛周疾病的检查更加精准完善，尤其是对于复杂性和复发性肛瘘，可以提供更加直观的三维立体图像，使瘘管的走行和内口显示得更加清晰。

张瑶教授病例点评

本例病例为肛周脓肿伴肛瘘形成，对于肛周脓肿根据其超声声像图特点结合相应的临床表现、实验室化验指标不难做出诊断。主要的难点在于是否有肛瘘形成，在观察是否有肛瘘形成时，有时浅表探头的深度及穿透力受限，不太容易看到是否与肛管或直肠相通，此时建议选用腹部探头来探查，因为肛周脓肿有30%～70%会合并肛瘘，并且是否存在肛瘘直接影响到临床的治疗方案，所以诊断的意义重大。

【参考文献】

1. VOGEL J D，JOHNSON E K，MORRIS A M，et al. Clinical practice guideline for the management of anorectal abscess，fistula-in-ano，and rectovaginal fistula. Dis Colon Rectum，2016，59（12）：1117-1133..

2. GHAHRAMANI L，MINAIE M R，ARASTEH P，et al. Antibiotic therapy for prevention of fistula in-ano after incision and drainage of simple perianal abscess：a randomized single blind clinical trial. Surgery，2017，162（5）：1017-1025.

3. SAWYER R G，CLARIDGE J A，NATHENS A B，et al. Trial of short-course antimicrobial therapy for intraabdominal infection. N Engl J Med，2015，372（21）：1996-2005.

（王跃龙　整理）

病例 32　尿道疣

📋 病历摘要

患者，男性，24 岁，主因发现阴茎胀痛 2 月余就诊，排尿不畅，偶有白色分泌物。患者诉 2 个月前曾有冶游史。超声检查尿道内可见乳头样低回声赘生物，结合病史、临床表现、HPV-DNA 检测阳性结果，诊断为阴茎尿道内尖锐湿疣。给予电切加之系统治疗后症状消失，行 HPV-DNA 复查结果阴性，超声影像检查阴茎尿道内赘生物消失，患者治愈。

【基本信息】

主诉：患者发现阴茎胀痛 2 月余就诊。

临床表现：患者排尿不畅，偶有白色分泌物，余无不适。

【辅助检查】

1. 实验室检查

血常规：白细胞 10.5×10^9/L，中性粒细胞百分比 89.4%，中性粒细胞计数 9.4×10^9/L，淋巴细胞百分比 8.22%，淋巴细胞计数 0.86×10^9/L。

梅毒螺旋体抗体、人免疫缺陷病毒抗体均为阴性。

HPV-DNA 检测：HPV-DNA 11 型阳性。

2. 膀胱镜检查

检查所见：尿道菜花样肿块。

【超声影像】

治疗前阴茎超声：于阴茎部尿道内距离尿道外口约 2.7 cm 处可

见赘生物，呈低回声、乳头状，大小约 0.35 cm × 0.17 cm，基底部较宽，边界清，形态欠规则（图 32-1），内未见血流信号（图 32-2）。

治疗后阴茎超声：排尿后即刻检查阴茎尿道部，在残存的尿液衬托下可见尿道腔面光滑（图 32-3）。

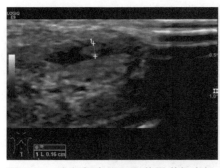
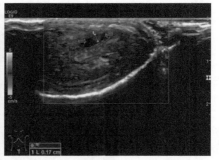

图 32-1　高频超声显示阴茎尿道部中低　　图 32-2　CDFI 显示疣体内未见明显
回声赘生物，形态不规则，边界清　　　　　　　　血流信号

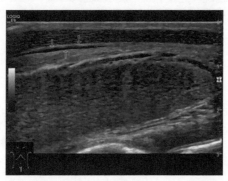

图 32-3　经过系统治疗后复查时，排尿后即刻检查
阴茎尿道部，在残存的尿液衬托下可见尿道腔面光滑

【超声诊断】

阴茎尿道内赘生物，考虑尖锐湿疣。

【诊断要点】

（1）二维声像图尿道内可见低回声赘生物，基底部较宽可确定来源于尿道黏膜软组织。

（2）疣体组织多生长迅速，与血供丰富有关系，此例未见血流信号考虑与病变较小有关，结合病史新生组织生长迅速，应首先考虑尖锐湿疣。

【病理诊断】

病理检查：可见被覆复层鳞状细胞的黏膜组织，上皮呈乳头状增生，可见挖空细胞（图 32-4），符合尖锐湿疣特征。

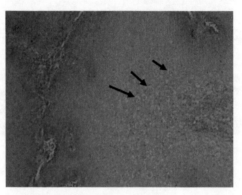

图 32-4　可见被覆复层鳞状细胞的黏膜组织，上皮呈乳头状增生，
内见挖空细胞（箭头所示）

【鉴别诊断】

本病例还应注意与以下疾病相鉴别。

（1）尿酸盐结晶：结晶表现为散在点状强回声，后方无明显声影，可伴有彗星尾征，CDFI 显示无血流信号；疣体基本上为中低回声，其内部可见血流信号。

（2）尿道内瘢痕：从形态学上来看瘢痕可导致尿道狭窄，瘢痕形态不规则，呈中高回声，其内无血流信号。

知识扩展

尖锐湿疣（condylomata acuminate）是由人类乳头状瘤病毒（HPV）感染所致，其中分型主要是 6 型及 11 型 HPV 病毒。好发于外生殖器、肛周和宫颈等部位，潜伏期平均为 3 个月。研究表明，12.5% ～ 20% 的男性病例可发生尿道内病变，在发生尿道内病变的患者中，80% 发生在尿道口，20% 发生在近端尿道。由于目前缺乏特异高效的抗 HPV 药物，治疗上通常采用外用药物配合物理治疗，同时应用干扰素、胸腺素等提高机体免疫力的药物，多措并举进行系统治疗，必要时内镜电切治疗和（或）手术治疗。男性尿道尖锐湿疣早期没有明显的临床症状，可能会漏诊，从而延误病情，因位置特殊，疣体不易暴露，难以清除干净，若无法根除，因疣体病毒载量高，可能使其成为新的感染源，极易造成复发，治疗棘手。高频超声可清晰显示阴茎尿道内部情况，了解尿道内部疣体生长部位、数目、与周围组织关系及距离尿道口的深度，术前帮助临床医师提高去除疣体的精确度，疣体刮除更加干净，并可以有效避免治疗过程中刮匙伸入过深而引起 HPV 病毒往尿道深处逆向传染的风险。治疗后随访可明确疣体的残存情况。超声医师在检查过程中，一定要注意防护，避免交叉感染，操作时戴手套，探头做好隔离防护，及时清洁消毒。

📋 王雪梅教授病例点评

尿道内尖锐湿疣较少见，诊断主要依靠尿道镜检查，尿道镜的优势在于显示尿道内病变的同时对其进行活检，但作为一种侵入性检查，患者不易接受，而且反复尿道镜检查易引起出血、感染及尿道狭窄。尿道超声检查相对简便易行，高频超声可显示尿道腔内及腔外软组织结构层次，可提供病变部位、范围及是否合并尿道狭窄等信息，与尿道镜相比不受腔内出血及狭窄的影响，而且检查无创，患者易接受，适合尿道尖锐湿疣治疗后的随访观察。

【参考文献】

1. 中华医学会皮肤性病学分会，中国医师协会皮肤科医师分会，中国康复医学会皮肤性病委员会. 中国尖锐湿疣临床诊疗指南（2021 完整版）. 中国皮肤性病学杂志，2021，35（4）：359-374.

（潘国栋　整理）

病例 33　甲下脓肿

病历摘要

患者，男性，35 岁，确诊 HIV（+）8 年，长期服用逆转录酶抑制类药物，于 2 周前左手拇指指甲局部甲板出现变色发黄，逐渐破损，后破损面面积逐渐增大，局部红肿、疼痛。遂于我院皮肤科就诊。患者在本市居住，无疫区居住史，近期无明显乏力，无体重改变，未进行狩猎、剥食或接触疫源动物。经我院皮肤科予以外敷抗生素软膏，并口服抗生素治疗，患者于 2 周后复查，症状缓解。

【基本信息】

主诉：左手拇指指甲甲板局部变色，伴破损疼痛 2 周。

临床表现：患者 2 周前左手拇指指甲甲板出现局部变色发黄（图 33-1），并逐渐出现破损，后破损面面积逐渐增大，局部红肿、疼痛，甲襞逐渐肥厚，近端甲襞回缩。

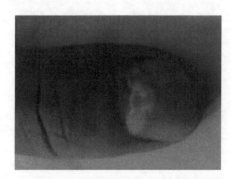

图 33-1　患者左手拇指指甲甲板出现局部变色发黄

【辅助检查】

真菌镜检：未见真菌。

全血细胞分析：白细胞 5.46×10^9/L，中性粒细胞百分比 46.10%，中性粒细胞计数 2.51×10^9/L，淋巴细胞百分比 46.30%，淋巴细胞计数 2.53%，单核细胞百分比 5.50%，单核细胞计数 0.30×10^9/L。

辅助性 T 细胞亚群：T 淋巴细胞 / 淋巴细胞 56%，T 淋巴细胞 1125 个 /μL，CD8$^+$T 淋巴细胞 / 淋巴细胞 30%，CD8$^+$T 淋巴细胞 615 个 /μL，CD4$^+$T 淋巴细胞 / 淋巴细胞 22%，CD4$^+$T 淋巴细胞 442 个 /μL，淋巴细胞 2023 个 /μL，CD8$^+$T 淋巴细胞 / CD4$^+$T 淋巴细胞 0.72。

肝功能：ALT 37.8 U/L，AST 25.3 U/L，TBIL 10.9 μmol/L，DBIL 3.5 μmol/L。

【超声影像】

左手拇指指甲甲板下端近甲根处完整性破坏，形成局部破损面，为混合回声，边界尚清，其内可见散在小片状无回声区，破损面范围约 0.37 cm × 0.32 cm，破损面深约 0.11 cm，破损面未突破甲板至甲床（图 33-2、图 33-3）。

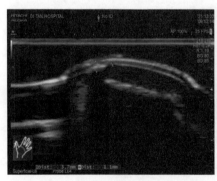 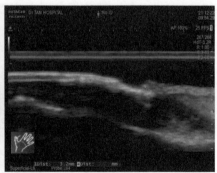

图 33-2　病灶长轴：甲板破损面为混合回声区　　图 33-3　病灶短轴：甲板破损面为混合回声区

【超声诊断】

超声提示左手拇指指甲甲板局部混合回声团，结合病史，考虑甲板局部感染性炎症伴甲下脓肿形成。

笔记

【诊断要点】

（1）本病灰阶超声表现为局部甲板及甲下皮肤组织出现回声紊乱区域，内部高低回声相间，无明显包膜及结节感，周边软组织可显著增厚，回声增高。内部常出现透声差的无回声区域，即脓肿。

（2）CDFI 表现为病灶周边或内部可测出血流信号（图 33-4）。

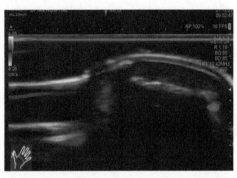

图 33-4　病灶 CDFI：甲板破损面少量血流信号

本病的主要诊断依据是临床表现及实验室检查。超声检查主要提供病变累及的深度、内部有无脓肿、是否存在异物或血管损伤等信息，并为治疗后的复查及随访提供指导信息。

【鉴别诊断】

本病例还应注意与以下疾病相鉴别。

（1）淋巴管炎及丹毒：淋巴管炎、丹毒及甲下脓肿均可表现为局部皮肤及软组织的肿胀，但淋巴管炎及丹毒表现为软组织张力增高，伴有显著的红、肿、热、痛，彩色多普勒超声可测出丰富血流信号，甲下脓肿病变范围较前两种疾病小，更容易形成局部脓肿。根据上述要点可进行鉴别。

（2）蜂窝织炎：是一组累及真皮及淋巴管的弥漫性化脓性感染，多数为链球菌引起。累及真皮深层及皮下组织，与甲下脓肿相比，其超声表现通常病变范围较大，边界不清晰，病变区回声不均匀减

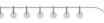

低，血流信号增多。其多好发于小腿和足部。该病多急性发病，局部皮肤红、肿、热、痛，症状明显，多伴高热，实验室检查白细胞计数、血沉、C反应蛋白升高等炎症指标升高明显。甲下脓肿与其相比，临床症状较轻，实验室检查显示炎症指标不如蜂窝织炎明显。

（3）近端甲真菌病：由真菌感染引起的近端甲下疾病，表现为近端甲襞红肿，偶尔可有脓性渗出物。其超声检查多显示脓肿形成所致的低回声区偏小，但病变范围与脓肿形成面积相比较大。同时，通过实验室真菌镜检真菌感染情况也可予以鉴别。

（4）Hallopeau连续性肢端皮炎：是脓疱型银屑病的罕见变异型，特征为慢性、复发性、炎症性无菌脓疱疹，主要累及远端指/趾、甲襞和甲床。Hallopeau连续性肢端皮炎的初始表现可能类似于甲下脓肿；但是该病的脓疱为无菌性。而且该病为长期性，甲破坏是突出特征。其超声表现为甲板破损面积较大，但疾病早期超声检查多无脓肿形成，其病程迁延形成的脓肿面积则比较表浅分散，不易形成积聚的脓肿区域，与细菌感染性甲下脓肿有一定的区别。

📋 知识扩展

甲下脓肿是指/趾甲周围皮肤皱襞的一种炎症过程，多因甲沟及其附近组织机械性或化学性损伤破坏甲襞屏障，导致皮肤菌群中的病原体进入甲周组织引起感染。其致病菌主要是金黄色葡萄球菌，其他细菌也可致病，包括链球菌或铜绿假单胞菌。同时，本病还可能是一些药物的不良反应，包括EGFR抑制剂（例如西妥昔单抗、厄洛替尼、帕尼单抗、拉帕替尼）、细胞毒性化疗药物（例如紫杉烷、卡培他滨、氨甲蝶呤、多柔比星、全身性维A酸和抗反转录病毒药物）。在接受 EGFR 抑制剂治疗的患者中，甲沟炎是 EGFR 诱导角质形成细胞的分化和移行发生变化及角质形成细胞增殖和存活减少所致。尽管上述药物性损害病变部位最初可以是无菌的，但细菌二重感染也比较常见，从而导致脓肿形成。

本病特点是近端甲襞和侧甲襞迅速出现疼痛性红肿，通常是在轻微局部创伤后 2～5 日出现。常出现表浅脓肿，单纯感染通常累及一根手指。药物性则可累及多个指／趾甲。

本病诊断通常简单直接，依据指／趾局部轻微创伤史，以及临床发现近端甲襞或侧甲襞肿胀、压痛，常存在脓性积液等。这些表现通常存在不到 6 周。有研究提出将指／趾压迫试验作为确定是否有脓肿及其病变范围的简单方法。具体方法为对患指／趾的尖掌侧施加轻微压力后，在甲周表皮上有褪色表现，表明存在脓肿。诊断通常不需要行实验室检查。但是，在发生重度感染和脓肿的患者中，应获取脓液培养以指导抗生素治疗。

本病预后良好，经积极治疗后即可痊愈。在极少数感染严重情况下，可能会扩散到甲床或指髓间隙造成脓性指头炎。脓性指头炎需要迅速采取外科手术治疗，切开引流，以防止发展成为骨髓炎，造成永久性甲畸形，以及指尖缺血性坏死。其晚期并发症包括甲板的营养不良性改变，例如甲板横向沟（博氏线）、脱甲症（甲板分离）及永久性甲营养不良。

本病治疗手段包括局部皮肤护理措施、外用或口服抗生素，以及外科手术切开引流，这取决于炎症的严重程度及是否有脓肿或伴发嵌甲。需要使用有效的检查手段评估患者应用抗生素的疗效，同时对伴发脓肿的患者在手术切开引流基础上加用口服抗生素。对于药物引起的无重叠感染随着致病药物剂量减少或停用而缓解，EGFR

抑制剂导致的甲沟炎在大多数情况下比较轻微，一些专家建议在继续使用 EGFR 抑制剂的同时，外用抗生素联合强效外用皮质类固醇治疗，只在最严重的情况下考虑暂时停用致病药物。

张瑶教授病例点评

本例病例为左手拇指指甲甲下脓肿，根据解剖部位、超声声像图特征及临床表现，诊断并不困难。只是原来这种情况用超声诊断较少，一般都是通过临床查体来明确是否有脓肿形成。超声检查不仅能够定性诊断，而且最重要的是能够准确判断脓肿的深度及向深部的侵袭程度，对临床诊断及疗效的判定有重要的指导作用。由于超声探头频率不断提高，超声检查范围逐渐向浅表方向扩展，使得利用超声实现皮肤等浅表组织的精准成像成为可能。高频超声在浅表器官纵向尺度上的成像更有优势，可提供病灶深部的重要信息，具有广阔的应用前景。

【参考文献】

1. MELOSKY B, LEIGHL N B, Rothenstein J, et al. Management of egfrtki-induced dermatologic adverse events. Curr Oncol, 2015, 22（2）：123-132.

2. FIGUEIRAS DDE A, RAMOS T B, MARINHO A K, et al. Paronychia and granulation tissue formation during treatment with isotretinoin. An Bras Dermatol, 2016, 91（2）：223-225.

（王跃龙　整理）